한국원자력의학원

제1회

필기시험 모의고사

성 명		생년월일	
시험시간	30분	문 항 수	25문항
영 역	간호학	비 고	5지선다형

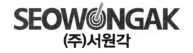

SEOWONGAK

(주)서원각

1 정신간호의 개념적 모형 중 이상행동에 대한 관점이 다음과 같을 때 간호사의 역할로 적절한 것은?

> ── 보기 ──
> • 사회와 환경요인이 스트레스를 일으키며, 불안발생의 원인이다.
> • 가난, 가정불화, 교육기회 부족 등 사회적 상황이 정신질환을 일으킨다.

① 질병의 진행과정 중 나타나는 증상을 처방에 따라 치료한다.

② 지역사회 내 가능한 사회자원, 체계를 이용하여 문제를 함께 해결한다.

③ 행동의 목표를 설정하고 교사의 역할로 인지행동치료를 한다.

④ 효과적인 의사소통원리를 교육하고 의사소통과정을 중재한다.

⑤ 대상자에게 공감하고 신뢰감을 형성하여 만족스런 대인관계경험을 하도록 한다.

2 학교에서 선생님께 꾸지람을 듣고 화가 난 학생이 집에 와서 어린 동생에게 화풀이를 하고 있을 때 이 학생이 사용한 방어기전으로 옳은 것은?

① 부정
② 취소
③ 전환
④ 전치
⑤ 반동형성

3 "누군가 저를 감시하기 위해서 제방에 도청장치를 설치했어요." 라고 말하며 불안해하는 대상자에 대한 간호중재로 적절한 것은?

① 도청장치를 함께 찾으며 망상이 틀렸음을 증명한다.

② 망상에 대해 이야기 하는 것을 무시하며 화제를 전환한다.

③ 불안의 감정을 언어로 표현하도록 격려한다.

④ 망상을 사정하기 위해 망상 자체에 초점을 두어 질문한다.

⑤ 도청장치가 병원 내 없음을 논리적으로 설명한다.

4 간호기록 작성 시 주의할 점에 대한 설명으로 옳지 않은 것은?

① 간결한 작성을 위하여 존칭과 환자이름은 생략한다.

② 간호사의 객관적인 판단으로 기록한다.

③ 간호나 처치를 시행하기 전 미리 기록해둔다.

④ 다른 사람의 요청으로 기록내용을 변경해서는 안 된다.

⑤ 다른 사람이 대신 기록이나 서명을 할 수 없다.

5 기관 내 흡인 간호에 대해 옳지 않은 것은?

① 흡인압은 성인은 100~150 mmHg로 유지한다.

② 식사 전에 흡인을 실시하여 aspiration을 예방한다.

③ 저산소 상태를 관찰하면서 분비물이 없어질 때까지 흡인한다.

④ 분비물이 농축되어 어려운 경우 주사기로 멸균 생리 식염수 2~3mL를 기관내관에 떨어뜨려 묽어지게 한 후 흡인한다.

⑤ 날짜와 시간, 분비물의 특성과 양, 흡인 전 후 호흡 양상을 간호기록지에 기록한다.

6 죽음 수용단계 5단계를 올바르게 배열한 것은?

───── 보기 ─────

㉠ 분노와 우울을 수용하고 작별을 준비한다.

㉡ 죽음을 받아들이려 이를 연기하려고 노력한다.

㉢ 병을 받아들이면서 극도로 우울해한다.

㉣ 현실을 부정하고 오진이라 판단한다.

㉤ 자신에게 일어난 일에 분노를 표출한다.

① ㉤ - ㉣ - ㉢ - ㉠ - ㉡

② ㉣ - ㉤ - ㉡ - ㉢ - ㉠

③ ㉢ - ㉣ - ㉤ - ㉡ - ㉠

④ ㉠ - ㉢ - ㉣ - ㉡ - ㉤

⑤ ㉢ - ㉣ - ㉠ - ㉤ - ㉡

7 정상인 폐에서 들리는 타진음으로 옳은 것은?

① 편평음

② 둔탁음

③ 공명음

④ 과도공명음

⑤ 고음

8 혈압 측정 시 잘못 된 방법으로 인해 혈압이 높게 측정 된 경우는?

① 팔의 크기에 비해 넓은 커프를 사용 했을 때

② 팔이 심장보다 낮게 있을 때

③ 수은 기둥이 눈 위치보다 아래 있을 때

④ 밸브를 빨리 풀었을 때

⑤ 커프에 충분한 공기를 주입하지 않았을 때

9 수술 전과 후, 대상자에게 하는 교육으로 절절하지 않은 것은?

① 수술 후 부동자세와 진정제 투여 등으로 기관지염이나 폐렴 발생 가능성을 설명한다.

② 위장문제 예방을 위해서 수술 전에 금식상태를 유지시킨다.

③ 눈 수술하고 난 이후에 기침을 하는 것을 금기한다.

④ 합병증 예방을 위해 하지운동을 자제시킨다.

⑤ 폐용적 증가를 위해서 심호흡을 격려한다.

10 지역사회사정단계에서 2차 자료수집방법으로 옳은 것은?

① 지역시찰

② 참여관찰

③ 생정 통계

④ 설문지 조사

⑤ 정보원 면담

11 2급 감염병에 속하지는 않으나, 국가예방접종에 포함된 감염병으로 옳게 짝지어진 것은?

① 폐렴구균 – 폴리오

② 결핵 – A형 간염

③ 일본뇌염 – B형 간염

④ 백일해 – 결핵

⑤ b형 헤모필루스인플루엔자 – A형 간염

12 심근 효소 중 하나로 심근손상 후 혈류로 유출되며 심근세포에만 존재하는 지표로 옳은 것은?

① 트로포닌 T

② LDH

③ 미오글로빈

④ CK – MB

⑤ AST

13 당뇨병 케톤산증의 증상으로 옳지 <u>않은</u> 것은?

① 탈수

② 저혈압 및 빈맥

③ 다뇨

④ 쿠스말호흡

⑤ 저혈당

14 대상포진에 대한 설명으로 옳지 않은 것은?

① 중추감각의 신경로를 따라서 발생한다.

② 병변이 비대칭적으로 발생한다.

③ 면역력이 약한 대상자에게 나타난다.

④ 진통제가 필요할 정도로 통증이 심하다.

⑤ 진통제, 해열제, 항히스타민제 등은 증상 완화에 도움이 된다.

15 성숙형태의 악성과립구가 증식하는 형태의 백혈병은?

① 급성 골수성 백혈병

② 급성 림프성 백혈병

③ 만성 골수성 백혈병

④ 만성 림프성 백혈병

⑤ 호지킨 림프종

16 양성 전립샘 비대증을 진단할 수 있는 특징으로 옳지 <u>않은</u> 것은?

① 주 증상은 배뇨곤란과 빈뇨이다.

② 직장수지검사 시 전립샘의 표면이 편평하며 단단하다.

③ 국제전립선증상점수표(IPSS)를 이용하여 전립선 비대로 인한 배뇨 증상의 정도를 진단할 수 있다.

④ 전립샘 특이항원이 증가한다.

⑤ 요속이 감소한다.

17 당뇨환자의 발 관리에 대한 내용으로 옳지 <u>않은</u> 것은?

① 발톱은 약간 둥글게 깎거나 일직선으로 깎되 너무 짧지 않게 자른다.

② 물이 자주 닿으면 감염의 위험성이 있으므로 발 씻는 빈도를 줄인다.

③ 상처가 생겼을 때 병원에 즉시 방문한다.

④ 꽉 조이는 신발과 양말을 신지 않는다.

⑤ 사우나, 찜질방을 이용하면 화상의 위험이 있으므로 이용을 자제한다.

18 다음 중 인간면역결핍 바이러스 감염(AIDS)에 관한 설명으로 옳지 <u>않은</u> 것은?

① 성적 접촉, 혈액 등에 의해 감염된다.

② 잠복기가 다양해 짧으면 3개월, 길면 수년 후에 증상이 나타날 수도 있다.

③ 면역기능이 약해져 호흡기, 위장관, 피부 질환 등의 합병증이 나타날 수 있다.

④ 악수, 포옹 등으로는 감염되지 않는다.

⑤ 모유 수유를 통해 전파되지는 않으므로 HIV 감염 산모는 모유 수유가 가능하다.

19 당뇨병이 있는 임부에게 태어난 신생아에서 나타날 수 있는 증상으로 옳은 것은?

① 저빌리루빈혈증

② 저인슐린혈증

③ LGA

④ 고혈당증

⑤ 고마그네슘혈증

20 39주 초산부가 규칙적인 자궁수축이 4 ～ 5분마다 있어 내원하였다. 자궁수축의 강도는 보통이고, 지속기간은 40～70초이다. 이슬은 분홍빛으로 양은 거의 없다. 피로감을 호소하며 분만에 대한 걱정을 표현하였다. 내진 결과 자궁경부개대는 6cm이고 선진부 하강 정도는 ＋1이다. 이 산부의 분만 단계는?

① 분만 1기 잠재기

② 분만 1기 활동기

③ 분만 1기 이행기

④ 분만 2기

⑤ 분만 3기

21 산후 5일째 되는 여성이 사소한 일에도 울음을 참지 못하고 잦은 눈물을 보이며, 피로, 식욕부진, 수면장애를 호소하고 있을 때 간호중재로 옳은 것은?

① 산모에게 정상적인 반응이라고 말하며 감정표현을 격려한다.

② 산모가 스스로를 통제할 수 없는 상태이므로 결정권을 주지 않는다.

③ 산모가 부담스러워 할 수 있으므로 남편과 가족들이 산모를 무관심으로 대한다.

④ 아기와 분리시켜 아기 간호는 남편혼자 담당한다.

⑤ 반드시 정신과 전문의 진료가 필요한 상태임을 설명한다.

22 5세 아동이 다음과 같은 증상을 보일 때 의심되는 질환은?

> ─── 보기 ───
> • 발열, 구토, 목의 강직, 불안
> • 30초 동안 강직 – 간대성 발작
> • 앙와위에서 한쪽 다리를 90도로 올리고 무릎을 신장시킬 때 저항감과 통증 호소
> • 머리를 앞으로 굴곡 시킬 때 양 다리를 펴지 목하고 굴곡 됨

① 뇌성마비
② 근이영양증
③ 수막염
④ 길랭 – 바레증후군
⑤ 골수염

23 입원중인 22개월 아동의 놀이에 대한 설명으로 옳은 것은?

① 침상에서 자신의 손가락, 발가락을 가지고 탐색하며 혼자 놀이한다.
② 같은 병실에서 또래 아이와 같은 종류의 블록을 가지고 따로 논다.
③ 또래 아이와 일정한 규칙이 있는 게임 놀이를 한다.
④ 같은 병실에서 또래 아이의 노는 모습을 관찰하나 놀이에 참여하지는 않는다.
⑤ 또래 아이와 비슷한 물건을 가지고 비슷한 놀이를 하며 일정한 조직이 있다.

24 아동의 배변훈련에 관한 설명으로 옳지 않은 것은?

① 적당한 시기가 정해진 것은 아나나 보통 18~24개월 성취된다.
② 급하게 밀어 붙이거나 강압적이면 퇴행이 발생할 수 있다.
③ 아동의 신체적, 정신적 준비가 되었을 경우 시작해야 한다.
④ 대개 소변훈련이 예측 가능하고 규칙적이므로 대변훈련보다 먼저 완성된다.
⑤ 쉽게 벗을 수 있는 옷을 입히고, 성공적인 배변, 배뇨는 칭찬한다.

25 신생아의 호흡, 순환기계에 대한 설명으로 옳지 않은 것은?

① 자궁 내 따뜻한 환경에서 출생 후 서늘한 환경으로의 변화는 신생아의 호흡중추를 자극한다.
② 분만 시 낮은 산소분압은 연수의 호흡중추를 자극하여 신생아의 첫 호흡을 돕는다.
③ 폐혈관 수축 및 폐 혈관저항 증가로 폐혈류가 감소하여 출생 시 난원공이 폐쇄된다.
④ 제대결찰로 제대 정맥으로의 혈액공급이 중단되어 정맥관이 폐쇄된다.
⑤ 혈액 내 산소농도가 증가하여 생후 4일내 동맥관은 기능적으로 닫히나 미숙아의 경우 지연된다.

한국원자력의학원

제2회

필기시험 모의고사

성 명		생년월일	
시험시간	30분	문 항 수	25문항
영 역	간호학	비 고	5지선다형

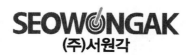
SEOWONGAK
(주)서원각

1 의료오류가 발생하여 환자에 대한 위해의 가능성이 있을 수 있었지만 예방과 완화조치 등으로 환자에게 위해가 발생하지 않은 사건은?

① 위해사건

② 의료과오

③ 근접오류

④ 적신호사건

⑤ 의료오류

2 간호사의 법적 의무로 옳은 것은?

```
─────────── 보기 ───────────
  ㉠ 주의의무
  ㉡ 설명 및 동의 의무
  ㉢ 확인 의무
  ㉣ 비밀유지 의무
```

① ㉠

② ㉠㉢

③ ㉡㉣

④ ㉡㉢㉣

⑤ ㉠㉡㉢㉣

3 석고붕대나 견인으로 부동 상태 대상자에게 다리의 근력을 유지시켜 주기 위해 가장 권장해야 하는 운동은?

① 등속성 운동

② 등장성 운동

③ 등척성 운동

④ 수동 운동

⑤ 능동 운동

4 약물 투약 전 사정해야하는 항목과 일치하지 않는 것은?

① Warfarin － Prothrombin Time(PT)

② Heparin － aPTT

③ Digoxin － 맥박

④ Propranolol － 맥박

⑤ Morphine － 맥박

5 얕은 궤양과 수포가 보이는 환자에게 적절한 상처드레싱은 무엇인가?

① 거즈(Gauze)

② 하이드로콜로이드(Hydrocolloids)

③ 투명필름드레싱(Transparent Film)

④ 하이드로겔(Hydro – Gels)

⑤ 폴리우레탄 폼(Polyurethane Foams)

7 폐렴을 진단받은 환자가 재채기와 기침을 하고 있다. 이 환자에게 적용해야하는 감염관리 지침으로 적절한 것은?

① 접촉주의

② 공기주의

③ 표준주의

④ 역격리

⑤ 비말주의

6 5번 뇌신경을 검진하는 방법으로 옳은 것은?

① 레몬, 소금으로 미각을 평가한다.

② 각막에 면봉이 닿았을 때 눈물이 흐르는지 검사한다.

③ Rinne 검사와 Weber 검사를 진행한다.

④ 침이나 물을 삼키게 한다.

⑤ 말을 하도록 한다.

8 개방배액법의 종류로 옳은 것은?

① Hemovc Drain

② Jackson Pratt Drain

③ Penrose Drain

④ T – tube

⑤ Gauze Drain

9 Leavell과 Clark의 예방 단계 중 2차 예방에 해당하는 것은?

① 예방접종

② 체력증진

③ 환경개선

④ 사례 발견

⑤ 재활

10 달걀을 섭취한 즉시 호흡에 어려움과, 피부 가려움을 호소하는 환자가 입원했다. 빈맥에 혈압이 75/50mmHg이다. 이 환자의 사정결과는?

① 아나필락틱 쇼크

② 패혈성 쇼크

③ 면역복합체성 과민반응

④ 지연성 과민반응

⑤ 심인성 쇼크

11 비정상적인 혈액점도, 혈액량 상승으로 정맥절개술, 골수억제제 사용, 수액 공급을 통해 치료하는 질환은?

① 재생불량성 빈혈

② 다혈구혈증

③ 무과립세포증

④ 호지킨병

⑤ 급성 골수구성 백혈병

12 고관절 전치환술 후 탈구 예방을 위한 간호에 대한 설명으로 옳지 <u>않은</u> 것은?

① 높은 변기를 이용한다.

② 다리 바깥에 베개를 두어 내전 상태를 유지한다.

③ 말단 부위의 내회전을 삼간다.

④ 수술 부위가 있는 부분으로 눕지 않는다.

⑤ 팔걸이가 있는 의자를 이용한다.

13 80세 만성폐쇄성폐질환 환자에게 수행할 간호로 옳지 않은 것은?

① 폐 청진음을 규칙적으로 사정한다.

② 실내 습도를 낮춘다.

③ 필요 시 흉부 물리요법을 시행한다.

④ 입술을 오므리기 호흡을 하도록 한다.

⑤ 고단백 고칼로리 음식을 조금씩 나누어 섭취하도록 한다.

14 다음 중 갑상샘 절제술 후 응급상황으로 옳지 <u>않은</u> 것은?

① BP 70/45 mmHg, HR 128회/분

② Chvostek's Sign

③ Trousseau's Sign

④ 수술 후 다음날 쉰 목소리

⑤ 목이 조이는 느낌

15 다음 중 폐경기 여성에 대한 설명으로 옳은 것은?

① 60세 이전에 월경이 끝나면 조기 폐경이라 한다.

② 폐경기 증상의 마지막에는 안면 홍조 증상이 나타난다.

③ 폐경으로 인해 난포자극 호르몬(FSH)이 감소한다.

④ 에스트로겐이 결핍돼서 골다공증을 발생시킬 수 있다.

⑤ 질 내 pH는 감소한다.

16 경구 피임약의 장점으로 옳은 것은?

① 정확한 시간에 복용하지 않아도 된다.

② 피임 성공률이 높다.

③ 월경통, 월경과다의 증상을 악화시킨다.

④ 부작용이 없다.

⑤ 성병을 예방 할 수 있다.

17 임신하면 여러 가지 징후가 나타난다. 다음 중 임신의 징후에 관해 알맞게 짝지어진 것은?

① Mcdonal's Sign – 자궁 협부의 연화

② Hegar's Sign – 자궁 경부의 연화

③ Chadwick's Sign – 질 벽과 질 전정의 자청색

④ Braunvon Fernwald's Sign – 종양처럼 보이는 비대칭성 증대

⑤ Ladin's Sign – 경부 반대쪽으로 자궁 체부가 기울어짐

18 편도선 절제술을 받은 8세 아동에게 제공할 간호로 옳은 것은?

① 폐합병증 예방을 위해 기침이나 코풀기를 격려한다.

② 인후통 완화를 위해 따뜻한 찜질을 제공한다.

③ 수분섭취를 위해 포도주스, 토마토주스를 제공한다.

④ 배액을 촉진시키기 위해 복위나 측위를 취해준다.

⑤ 무언가를 자주 삼키는 행위는 정상반응임을 교육한다.

19 10개월 아동의 낙상을 예방하기 위한 방법으로 적절하지 않은 것은?

① 침상난간을 항상 올린다.

② 아동을 혼자 두지 않는다.

③ 영아용 의자에 놓을 경우 벨트를 착용시킨다.

④ 바닥보다는 의자에 앉힌다.

⑤ 아동에게 안전한 신발과 옷을 입힌다.

20 신생아실 간호사가 출생 후 24시간 된 신생아의 기저귀 교환 시 끈끈하고 짙은 암녹색의 대변이 배출되었음을 확인하였을 때 간호사의 반응으로 적절한 것은?

① 항문폐색이 의심되므로 즉시 의사에게 알리고 수술을 준비 한다.

② 감염의 징후이므로 균배양 검사 후 항생제를 투약한다.

③ 장중첩증 유무를 확인하기 위해 즉시 초음파 검사실로 이동한다.

④ 금식하며 중심정맥관 삽입 후 완전정맥영양을 공급한다.

⑤ 신생아의 첫 대변인 태변으로 태변이 정상 배출되었음을 의사에게 알린다.

21 10개월 아동이 구슬을 가지고 놀다가 갑자기 기침을 하며 숨을 잘 못 쉬고, 청색증, 호흡곤란이 있을 때 우선적 간호중재는?

① 물이나 분유를 조금씩 마시게 한다.

② 머리, 몸통, 어깨를 동시에 움직여 측면으로 돌린다.

③ 손가락을 아동의 입에 집어넣어 구토를 유발한다.

④ 뒤에서 껴안고 주먹 쥔 손으로 늑골 바로 밑을 강하게 누른다.

⑤ 머리를 몸통보다 낮추고 손바닥으로 견갑골사이를 두드리고, 뒤집어 가슴밀어내기를 한다.

22 조현병의 음성증상으로 옳은 것은?

① 와해된 언어

② 사고장애

③ 환각

④ 망상

⑤ 무쾌감증

24 치매환자의 간호중재로 옳은 것은?

① 여러 간호사가 환자를 간호하도록 한다.

② 물건의 위치를 자주 바꾸거나 정리하여 넣어둔다.

③ 기억나지 않는 사건에 대해 반복하여 질문한다.

④ 짧고 간단한 문장으로 한 번에 한 가지 질문을 한다.

⑤ 배회증상을 예방하기 위해 활동범위를 병실로 제한한다.

23 68세 남성 대상자는 알코올 중독으로 입원치료중이다. 입원 2일째 안절부절 못하며 손 떨림이 있고 팔에 거미가 기어 다닌다며 잠을 이루지 못할 때 이 남성에 대한 간호중재로 적절하지 않은 것은?

① 정맥주사로 수분과 전해질을 공급한다.

② 고열량, 비타민B1, 비타민C가 풍부한 식이를 제공한다.

③ 금단증상이 심한 경우 소량의 알코올을 제공한다.

④ 방의 불은 켜두고 자극이 적은 조용한 환경을 제공한다.

⑤ 심한 요동으로 탈진우려가 있으므로 억제를 금기한다.

25 정신과 병동에서 근무하는 간호사가 대상자를 만나기 이틀 전에 준비해야 하는 것은?

① 대상자에게 연락하여 대상자 – 간호사 간 계약을 설정한다.

② 간호진단, 목표, 계획, 우선순위를 수립한다.

③ 종결에 대한 계획을 미리 수립하고 종결에 대해 준비한다.

④ 대상자가 독자적 기능을 할 준비가 되어있는지 확인한다.

⑤ 자기 자신의 불안, 두려움, 편견에 대해 자기탐색 시간을 가진다.

한국원자력의학원

제3회

필기시험 모의고사

성 명		생년월일	
시험시간	30분	문 항 수	25문항
영 역	간호학	비 고	5지선다형

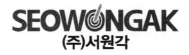

1 다음 발생한 사고 중 간호사가 책임져야 할 민사소송문제에 해당되지 않는 것은?

① 간 조직검사를 보호자 동의 없이 실시한 후 출혈이 심한 경우

② 보호자의 동의하에 환자의 안락사에 동참한 경우

③ 간호사가 다른 환자를 돌보는 동안 환자가 눕는 차에서 떨어져 골절된 경우

④ 수술실에서 보호자가 없는 환자의 의치를 분실한 경우

⑤ 간호조무사가 더운물 주머니를 만들어 준 후 환자가 화상을 입은 경우

2 다음의 상황에 해당되는 임상시험 윤리 원칙으로 옳은 것은?

─ 보기 ─

연구 대상자 신청을 한 A씨에게 연구간호사는 실험 과정을 충분히 설명하고 A씨가 자발적동의 능력이 있음을 확인하여 동의서에 서명을 요청했다.

① 인간존중의 원칙

② 선행의 원칙

③ 정의의 원칙

④ 악행금지의 원칙

⑤ 신의의 원칙

3 Z – Track 주사방법에 대한 설명으로 옳은 것은?

─ 보기 ─

㉠ 약물로 인한 피하조직의 자극을 최소화하고, 통증을 감소시키는 근육 주사 방법이다.

㉡ 주사 시 주사 준비 후 주사바늘에 주사약이 묻었으므로 새 주사바늘로 바꾼다.

㉢ 주사바늘이 혈관에 삽입되었는지 확인하기 위해 내관을 당겨서 확인한다.

㉣ 주사 후에는 약물흡수를 돕기 위해 알콜솜으로 마사지를 한다.

① ㉠

② ㉠㉡

③ ㉡㉢

④ ㉠㉣

⑤ ㉡㉢㉣

4 호흡기전에 대한 설명으로 옳지 않은 것은?

① 호흡은 정상적으로 불수의 조절을 하나 흉곽확장에 관여하는 근육운동을 조절함으로써, 수의 조절이 가능하다.

② 정상적으로 편안히 호흡할 때 500mL의 공기를 흡입하는데, 이를 1회 호흡량이라고 한다.

③ 뇌간에 있는 호흡중추는 불수의적으로 호흡을 조절한다.

④ 만성폐쇄성폐질환 환자는 CO_2 농도가 높은 상태를 유지한다.

⑤ 흡기 시 횡격막은 확장하고, 흉곽은 수축한다.

5 욕창간호로 옳지 않은 것은?

① 2시간마다 환자의 체위를 변경한다.

② 고단백 영양을 공급한다.

③ 에어매트리스를 적용하여 신체부위 압박을 완화한다.

④ 뼈가 돌출된 부위의 체중 경감을 위해 도넛베개를 사용한다.

⑤ 뼈가 돌출된 부위는 마사지를 금지한다.

6 신체 역학의 원리 중 옳지 <u>않은</u> 것은?

① 중력중심이 높을수록 안정성이 높아진다.

② 기저 면이 넓을수록 안정성이 높아진다.

③ 움직이는 물체와 표면 사이의 마찰이 감소하면 물체를 움직이는 힘이 적게 든다.

④ 물체를 들 때 무릎을 굽히고 가능하면 물체 가까이에 선다.

⑤ 동작 방향을 향해 서면 신체의 뒤틀림을 방지할 수 있다.

7 동맥 채혈을 하는 부위로 옳은 것은?

┌─────── 보기 ───────┐

㉠ 요골동맥

㉡ 척골동맥

㉢ 상완동맥

㉣ 대퇴동맥

└─────────────────┘

① ㉠㉡

② ㉠㉢

③ ㉠㉡㉣

④ ㉠㉢㉣

⑤ ㉠㉡㉢㉣

8 Blacker의 인구 성장 5단계 중 선진국에 해당하며 사망률과 출생률이 최저로 인구 증가가 없는 단계는 몇 단계 인가?

① 제1단계(고위 정지기)

② 제2단계(초기 확장기)

③ 제3단계(후기 확장기)

④ 제4단계(저위 정지기)

⑤ 제5단계(감퇴기)

9 다음 중 재활간호사업에 대한 설명으로 옳지 <u>않은</u> 것은?

① 장애인의 신체, 정식, 사회적 및 경제적 능력을 최대한 발휘하도록 도와주는 것이다.

② 재활의 궁극적인 목표가 장애인의 사회 통합은 아니다.

③ 의학적, 사회적, 교육적, 직업적 수단을 동원해 상호 조정하여 훈련한다.

④ 장애인의 능력을 최고 수준에 도달하도록 하는 간호사업이다.

⑤ 장애인의 잠재적 능력은 극대화하여 수용할 만한 삶의 질을 성취하도록 하는 것이 목표 중 하나이다.

10 관상동맥질환에서 사용하는 약물 중 관상동맥과 말초동맥을 확장시켜 심근에 산소공급을 증가시키는 것은?

① 베타교감신경차단제(β −adrenergic blocker)

② 칼슘통로차단제(Calcium Channel Blocker)

③ 항혈전제(Antiplatelet agents)

④ 안지오텐신Ⅱ 수용체 차단제(AngiotensinⅡ receptor blockers(ARBs))

⑤ 안지오텐신 전환 효소억제제(Angiotensin Converting Enzyme(ACE)−inhibitors)

11 추위나 심리적 변화에 의해 말초동맥의 비정상적인 수축을 유발하여 피부가 창백해지고 청색증의 변화를 보이면서 통증, 손발 저림 등의 감각 변화가 동반되는 현상은?

① 레이노병

② 버거씨병

③ 베체트씨병

④ 말초 신경염

⑤ 길랭−바레 증후군

12 대상자가 목을 접었을 때 목이 뻣뻣해지고 아픔을 호소한다. 환자의 무릎을 90도를 이루도록 한 뒤 들면 무릎의 저항과 통증을 강하게 느끼고 있다. 이 환자에게 하는 간호로 적절하지 않은 것은?

① Ampicillin 항생제를 투여한다.

② 두통 완화 위해 Acetaminophen 약물을 투여한다.

③ 요추천자(Lumbar Puncture) 검사를 진행한다.

④ 스테로이드를 투여한다.

⑤ 방 안을 밝게 유지하여 환경자극을 감소시킨다.

13 임종 환자의 일반적인 특성으로 옳지 않은 것은?

① 서맥

② 빈호흡

③ 소변량 감소

④ 혈압 저하

⑤ 실금

14 부신피질 기능항진증(쿠싱 증후군) 환자에서 나타나는 증상으로 옳지 <u>않은</u> 것은?

① 고혈압

② 체중 증가

③ 골다공증

④ 저혈당

⑤ 가늘어진 사지

15 제왕절개 분만의 적응증으로 옳지 <u>않은</u> 것은?

① 모체가 고혈압성 질환이 있는 경우

② 과거 제왕절개 분만의 경험이 있을 경우

③ 태아에게 아두골반 불균형이 있을 경우

④ 태아가 사망한 경우

⑤ 전치태반 혹은 태반조기박리 시

16 태아의 폐 성숙도 또는 출생 후 폐의 기능성을 확인하는데 사용되는 것으로 옳은 것은?

① 프로게스테론

② 태반 락토젠

③ 폐포 계면활성제

④ 융모 성선자극 호르몬

⑤ 에스트로겐

17 자궁근종에 관한 설명으로 옳은 것은?

① 폐경이후에는 크기가 커지므로 수술이 필요할 수 있다.

② 자궁에서 드물게 발생하는 편이다.

③ 자궁출혈, 골반통, 압박감 등의 증상이 빈번히 나타난다.

④ 종양의 크기가 작고 무증상이면 악성으로 변하지 않는다.

⑤ 양성 종양이어도 6개월마다 정기 검진을 받아야 한다.

18 다음 중 유방 호르몬과 젖샘에 관한 설명으로 옳지 않은 것은?

① 프로락틴은 유즙 생성에 관여한다.

② 옥시토신은 유즙 사출에 관여한다.

③ 젖샘이 발육할 때 성장호르몬은 관여하지 않는다.

④ 젖샘은 대개 15~20개의 젖샘엽으로 나누어진다.

⑤ 선방세포는 유즙 생성에 관여한다.

19 이유식을 시작하는 6개월 영아의 부모에게 교육할 내용으로 적절하지 않은 것은?

① 음식의 알레르기 반응 여부를 확인하기 위해 한 번에 여러 가지 음식을 시도한다.

② 알레르기 유발 가능성이 적고 소화가 잘되며 철분함량이 높은 쌀로 시작한다.

③ 음식 첨가 시 야채 다음에 과일을 주고 마지막에 고기를 준다.

④ 알레르기나 흡인 유발 위험이 높은 달걀, 견과류, 밀가루, 생선, 옥수수는 피한다.

⑤ 모유나 조제유를 소량만 먹인 후 또는 먹이기 전에 이유식을 먼저 제공한다.

20 소아 심폐소생술에 대한 설명으로 옳은 것은?

① 의료인 2인 구조자의 경우 가슴압박과 인공호흡을 15:2로 시행한다.

② 1세 미만의 영아 맥박 확인 시 10초 이내로 경동맥을 확인한다.

③ 제세동 시 첫 번째 에너지 용량은 10J/kg이 권장된다.

④ 가슴압박 시 분당 150회 이상의 속도로 빠르게 압박한다.

⑤ 1세 미만의 영아 가슴압박 시 한손의 손바닥으로 흉골 아래를 압박한다.

21 심방중격결손(ASD)으로 입원한 환아의 심도자술 후 간호중재로 적절하지 않은 것은?

① 합병증 예방을 위해 시술 직후 조기이상을 격려한다.

② 심도자술 부위 아래 맥박의 동일성과 대칭성을 확인한다.

③ 시술 후 완전히 깬 경우 물부터 시작하여 점차적으로 식사를 진행한다.

④ 시술한 사지의 온도, 피부색을 사정한다.

⑤ 드레싱 상태를 확인하여 출혈이나 혈종 유무를 관찰한다.

22 다음 대화에서 간호사가 사용한 치료적 의사소통 기법은?

> ─── 보기 ───
>
> 대상자 : "이제 곧 편안해 질 거예요."
> 간호사 : "안해진다는 것이 무엇을 의미하는지 잘 모르겠습니다. 무슨 의미인지 자세히 설명해 주시겠습니까?"

① 반영

② 초점 맞추기

③ 직면

④ 명료화

⑤ 요약

23 의식과 성격의 구조에 대한 설명으로 옳지 않은 것은?

① 무의식은 이드와 자아, 초자아로 구성되어있다.

② 전의식은 의식밖에 있으나 집중하면 의식화 되는 상태이다.

③ 초자아가 발달하지 못하면 죄의식, 신경증적 성격이 나타난다.

④ 이드는 원시적이고 본능적인 것을 추구한다.

⑤ 자아는 합리적, 현실적, 논리적 사고를 하게한다.

24 "더 이상 살고 싶지 않아요"라고 말하는 대상자에게 적절한 간호중재는?

① 생각을 정리할 수 있도록 혼자만의 시간을 제공한다.

② 규칙적으로 병실을 순회하여 관찰한다.

③ 구체적 자살사고나 계획에 대해 묻지 않는다.

④ 우울환자의 급작스러운 행동변화는 긍정적으로 인식한다.

⑤ 주변 환경에서 위험한 물건을 제거한다.

25 양극성장애로 리튬(Lithium) 약물치료를 시작한 대상자에게 간호사가 교육할 내용으로 적절한 것은?

① "리튬은 항조증제로 증상이 있을 때만 복용하세요."

② "오심, 구토, 설사, 식욕부진, 운동실조가 나타나는지 주의 깊게 관찰하세요."

③ "치료용량의 혈중 농도는 1.5mEq/L 이상입니다."

④ "심장, 신장, 갑상선 기능에 영향을 미치지 않습니다."

⑤ "약물을 복용하는 동안에는 수분섭취를 제한하세요."

한국원자력의학원

필기시험 모의고사

제1회 ~ 제3회

정답 및 해설

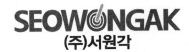

SEOWONGAK
(주)서원각

1 정신간호 | ②

정신건강간호의 개념적 모형 중 Caplan의 사회적 모형에 대한 설명으로 사회적 모형에서 치료자는 전문가, 비전문가 모두 될 수 있고 사회 자원, 체계를 이용하여 문제를 해결하고 위기를 중재한다. 환자는 치료자에게 문제를 표현하고 치료자와 함께 사회자원을 이용하여 문제를 해결한다. 사회적 모형은 지역사회 정신건강운동의 기반이 되었으며 국가와 사회의 노력을 강조한다.

2 정신간호 | ④

방어기전 중 전치에 해당하는 것으로 감정이 왜곡되어 원래 대상으로부터 분리, 다른 대상으로 향하는 것이다.
① **부정** : 현실의 고통, 불안으로부터 탈출하기위해 무의식적으로 부정하는 것이다.
② **취소** : 과거의 행동으로 되돌아가 고치거나 보상하는 것이다.
③ **전환** : 심리적 갈등이 수의근계, 감각기관 증상으로 표출되는 것이다.
⑤ **반동형성** : 받아들일 수 없는 감정, 행동이 반대의 감정 혹은 태도로 표현되는 것이다.

3 정신간호 | ③

대상자에 대한 비지시적, 수용적 태도로 감정을 표현할 수 있도록 격려하고 현실감각 능력을 사정하여 현실감을 제공한다. 또한 피해망상이 있는 대상자는 폭력적이고 공격적인 행동이 나타날 수 있으므로 대상자와 타인을 보호해야 한다.
논리적으로 설득하거나 비평하지 않고 망상 자체의 내용보다는 망상이 의미하는 것, 대상자의 감정에 초점을 두어 질문한다.

4 간호관리 | ③

③ 간호 행위를 시행한 직후에 간호기록을 실시한다.

5 기본간호 | ③

분비물 양상과 저산소 상태를 살피면서 0~15초를 넘지 않게 신속히 흡인하고, 분비물이 제거될 때까지 3~4 회 같은 방법으로 총 5 분 이내로 흡인한다. 흡인 후 반좌위를 취해주어 호흡하기 편하게 도와준다. 흡인압이 너무 센 경우 기관 내 점막의 손상을 유발 할 수 있고 흡인압이 너무 약한 경우 흡인이 제대로 이루어지지 않는다. 성인은 100~150 mmHg, 아동은 95~100 mmHg로 흡인한다.

6 기본간호 | ②

② 부정 → ⑩ 분노 → ⑥ 협상 → ⑥ 우울 → ㉠ 수용

🗂 **PLUS TIP** 죽음 수용의 5단계

㉠ **부정** : 현실을 믿지 못하고 다른 병원을 찾아다닌다.
⑥ **분노** : 자신에게 일어난 일을 모든 대상에게 분노한다.
⑥ **협상** : 죽음을 미루고 타협을 하려고 한다.
② **우울** : 죽음을 부정하지 않고 상실감과 우울감에 빠진다.
⑩ **수용** : 죽음을 수용하고 마지막을 준비한다.

7 기본간호 | ③

① 편평음 – 대퇴부

② 둔탁음 – 간

④ 과도공명음 – 만성폐쇄성폐질환

⑤ 고음 – 공기가 가득 찬 위

8 기본간호 | ②

팔이 심장보다 낮을 때 혈압이 높게 측정된다. 정답 외 나머지는 혈압이 낮게 측정되는 경우에 해당된다.

㉠ **혈압이 높게 측정되는 경우**: 커프가 너무 좁거나 느슨할 때, 밸브를 너무 천천히 풀 때, 활동 직후, 수은 기둥이 눈높이보다 높을 때, 팔이 심장보다 아래에 있을 때

㉡ **혈압이 낮게 측정되는 경우**: 너무 넓은 커프를 사용했을 때, 팔을 심장보다 높게 했을 때, 수은 기둥이 눈높이보다 낮을 때, 밸브를 너무 빨리 풀 때, 충분한 공기를 주입하지 않았을 때

9 기본간호 | ④

④ 수술 후 부동은 혈류를 느리게 하고 혈전생성을 증가시키므로 정맥귀환량을 증진시키기 위해서 운동을 격려한다.

10 지역사회간호 | ③

생정통계는 2차적인 자료수집 방법이다.

📋 **PLUS TIP** 자료수집방법

㉠ 1차적인 자료
- 간호사가 직접적으로 관찰하고, 보고, 듣고, 환경에서 나는 냄새를 직접 맡음으로써 얻어지는 자료를 말한다.
- 간호사는 가족이 구두로 제공한 정보뿐만 아니라 관찰내용도 주의 깊게 기록한다.

㉡ 2차적인 자료
- 가족에 관련된 중요한 타인, 보건 및 사회기관의 직원, 가족의 주치의, 성직자, 건강기록지 등 다양한 자료원으로부터 가족에 관한 정보를 얻을 수 있다.
- 자료를 이용하고자 할 경우 가족의 구두 또는 서면 동의를 받는 것이 필요한데, 이는 간호사가 가족의 비밀을 지킬 의무이며 치료적인 관계에서 신뢰감을 증진하는 방법이다.
- 2차적인 자료는 정확하게 대상자가 지각한 내용이기보다는 제3자가 가족을 보는 지각정도를 나타낸다.

11 지역사회간호 | ③

필수 국가예방접종 대상 감염병은 디프테리아, 폴리오, 백일해, 홍역, 파상풍, 결핵, B형 감염, 유행성이하선염, 풍진, 수두, 일본뇌염, b형 헤모플루인플루엔자, 폐렴구균, 인플루엔자, A형간염, 사람유두종바이러스 감염증, 신증후군출혈열, 장티푸스이다.

12 성인간호 | ④

CK - MB는 심근 효소로 심근세포에만 존재하여 심근의 손상을 평가하는데 사용된다.

① 트로포닌 T는 다른 근육에도 존재한다.

② LDH(Lactate Dehydrogenase) 5종류 동종효소 중 LDH1이 심근 특이성이 가장 높으며 심근손상 시 혈청으로 방출된다.

③ 미오글로빈은 횡문근섬유에서 확인되며 심근조직 손상 시 가장 먼저 증가된다.

⑤ AST(Aspartate Transaminase)는 심근 손상 후 상승한다.

13 성인간호 | ⑤

당뇨병 케톤산증은 1형 당뇨병 환자에게 나타나는 가장 심각한 대사 장애이고, 인슐린 투여양이 너무 적을 때 발생한다. 고혈당 상태에서 인슐린이 부족하므로 에너지를 내기 위해 포도당 대신 지방과 단백질, 근육을 쓰게 되면서 분해과정을 통해 케톤체가 생성된다. 케톤산증이 발생하면 과일향기가 나는 호흡 또는 아세톤 냄새, 쿠스말호흡이 나타나고 과다한 케톤을 제거하기 위해 다량의 소변이 배출되면서 탈수, 갈증이 나타나며 전해질 불균형이 일어난다.

14 성인간호 | ①

대상포진은 말초감각 신경로를 따라 발생한다.

15 성인간호 | ③

만성 골수성 백혈병은 성숙형태의 악성 과립구 증식이 특징이며, 점진적으로 발생한다.

① 급성 골수성 백혈병 : 골수아구의 증식이 특징이며 성인에게서 나타나는 급성백혈병의 80%를 차지한다.

② 급성 림프성 백혈병 : 미성숙 림프구의 증식이 특징이며 14세 이전 또는 노년층에 발생빈도가 높다.

④ 만성 림프성 백혈병 : 성숙형태의 비기능적 림프구 증식이 특징이며 무증상으로 다른 질환을 진단할 때 발견되는 경우가 있다.

⑤ 호지킨 림프종 : Reed - sternverg 세포라는 거대세포가 특징이며, 주로 B림프구에서 발견된다.

16 성인간호 | ④

양성 전립선 비대증(BPH)은 중년 이상의 남성에게 흔히 발생하는 질병으로, 전립샘이 비후 되어 요도를 압박하여 소변 유출이 어렵게 되는 질환이다. 양성 전립선 비대증은 전립샘 특이항원이 정상이다. 전립샘 암은 전립샘 특이항원이 증가한다.

17 성인간호 | ②

화상에 유의하며 미지근한 물로 발을 자주 씻어 청결을 유지한다. 발이 습하면 세균 감염의 위험이 있으므로 발가락 사이까지 신경 써서 잘 말려준다. 건조한 것도 좋지 않으므로 보습 크림을 발라준다. 매일 발을 관찰하며 상처, 티눈, 발톱의 상태, 발가락과 발의 색 등을 점검하고 굳은살이나 티눈은 절대 혼자 제거하지 않고 병원에 방문한다.

18 모성 · 여성간호 | ⑤

① 전파경로는 성적 접촉, 혈액 및 혈액 제제, 모유 수유, 태반을 통한 감염 등이 있다.
② 잠복기가 3개월~수년으로 다양하다.
③ 면역기능이 없어지고 쇠약해져 합병증이 많이 발생한다.
⑤ 악수, 포옹, 같은 장소 사용 등으로는 감염되지 않는다.
⑤ 모유 수유로도 감염될 수 있어 HIV 감염 산모는 모유 수유를 하면 안 된다.

19 모성 · 여성간호 | ③

제태기간에 비해 큰 신생아(LGA)로 태아는 모성의 고혈당증에 대해 인슐린을 과도하게 분비하고 인슐린은 태아에게 성장호르몬으로 작용하여 태아의 크기가 커짐으로써 태아거구증이 나타난다. 거구증 신생아는 상완총신경손상, 쇄골골절 등의 위험도가 증가하며 선천성 기형 발생 비율이 일반인에게서 태어난 신생아들보다 더 높다.
①④⑤ 당뇨병 임부에게서 태어난 신생아는 출생 1시간 내 저혈당 증세를 보이고 저칼슘혈증, 고빌리루빈혈증, 저마그네슘증, 다혈구증이 빈번하게 발생한다.
② 태아의 고인슐린혈증은 폐의 성숙발달을 지연시켜 신생아 호흡곤란증후군의 위험을 증가시킨다.

20 모성 · 여성간호 | ②

분만 1기 활동기에 대한 설명이다. 분만 1기 잠재기는 자궁경부개대 0~3cm, 선진부 하강 정도는 0이고 자궁수축은 부드럽거나 보통, 간격은 불규칙하며, 5~30분 간격으로 30~45초 있다. 분만 1기 이행기의 자궁경부개대는 8~10cm으로 선진부 하강정도는 +1~+3까지 다양하다. 자궁수축은 매우 강하고 규칙적이며, 2~3분 간격으로 45~90초 있다. 혈성의 이슬이 다량 있다. 고통이 극심하여 통제가 어렵고 과호흡으로 매스꺼움, 입술의 창백함을 보이며 항문의 압박감으로 배변을 원한다.

21 모성 · 여성간호 | ①

산후우울감은 일시적 기분장애로 출산 3~4일에 시작하여 5일째 최고에 달하며 12일내 완화된다. 호르몬의 변화, 피로감, 남편의 무관심등이 원인이고 증상은 잦은 눈물, 식욕부진, 피로, 수면장애, 분노, 두통, 집중력 장애 등이 나타난다. 산후우울감은 정상적인 현상이며 남편, 가족의 지지와 위로가 중요하다. 산모에게 자기결정권을 주어 자존감을 증진시키고 기분을 말로 표현하고 분노를 환기시킬 수 있도록 돕는다.

22 아동간호 | ③

수막염의 증상으로 앙와위에서 한쪽 다리를 90도로 올리고 무릎을 신장시킬 때 저항감과 통증을 호소하는 것은 Kernig Sign이며 머리를 앞으로 굴곡 시킬 때 양 다리를 펴지 목하고 굴곡 되는 것은 Brudzinski Sign이다.

23 아동간호 | ②

② 생후 12~36개월 아동은 유아기에 해당하며 유아기 아동은 평행놀이를 한다. 다른 아동과 같은 장소에서 놀지만 서로 다른 놀이를 하며 함께 놀지는 않는다.

① 단독놀이로 영아기에 해당한다. 영아는 자신의 신체부위에 대해 호기심을 가지고 탐색한다.

③ 협동놀이로 학령기 아동은 규칙에 대해 이해하고 일정한 규칙을 가지고 게임, 퍼즐 등의 놀이를 한다.

④ 신생아기의 방관자적인 행동으로 다른 아동의 행동에 관심은 있으나 직접 놀이에 참여하지는 않는다.

⑤ 연합놀이로 학령전기 아동은 다른 아동과 함께 놀고 비슷한 행동을 하나 공동의 목표, 조직이 있지는 않다.

24 아동간호 | ④

아동기 배변훈련은 중요한 과업 중 하나로 항문과 요도 괄약근의 수의적 조절이 가능한 18~24개월경 이루어진다. 그러나 배변훈련을 할 적절한 시기가 정해진 것은 아니고 아동이 신체적, 정신적 준비가 되면 시작해야 한다. 배변훈련을 시작한 아동에게는 아동용 변기를 제공하고 배변 후 물에 씻겨 내려가는 배설물을 관찰하도록 하는 것이 좋다. 성공적인 배변훈련은 칭찬하고 쉽게 벗을 수 있는 옷이나 팬티를 입힌다. 양육자의 엄격하고 강압적인 태도는 아동의 배변훈련에 안 좋은 영향을 미치고 퇴행이 일어날 수 있다. 대변가리기는 소변가리기보다 규칙적이고 예측 가능하여 보통 더 일찍 완수된다.

25 아동간호 | ③

출생 후 폐 확장 시 흡입 산소는 폐혈관을 확장시키고, 폐혈관 저항이 감소하여 폐혈류가 증가한다. 폐혈류 증가 시 우심방, 우심실, 폐동맥 압력이 낮아지고 이와 동시에 제대 결찰로 제대정맥으로 가는 혈액 공급이 중단되어 체순환 혈관저항이 증가함으로써 좌심방, 좌심실의 압력이 증가한다. 이로 인해 출생 시 또는 출생 직후 난원공이 폐쇄된다.

1 간호관리 | ③

① 위해사건은 의료 환자에게 위해를 가져온 사건이다.

② 의료과오는 표준 진료를 수행하지 못해 환자에게 손상을 유발하여 과실로 인정된 것이다.

④ 적신호사건은 위해사건 중에서 의료 환자에게 장기적이고 심각한 위해를 가져온 사건이다.

⑤ 의료오류는 현재의 의학적 지식수준에서 예방 가능한 위해사건 혹은 근접의료를 총칭하는 것이다.

2 간호관리 | ⑤

간호사는 전문가로서 전문간호업무 수행과 관련하여 여러 가지 법적 의무를 진다. 간호사에게 부여되는 법적 의무에는 간호표준에 따라 성실한 간호를 제공해야 하는 일반적 의무와 법에서 특별하게 규율한 각종 의무가 있다. 간호사의 법적 의무는 주의의무, 설명 및 동의 의무, 확인 의무, 비밀유지 의무가 있다.

3 기본간호 | ③

등척성 운동은 근육의 길이는 단축되지 않으면서 근육의 긴장은 증가하는 운동이다. 환자의 근육 강도와 정맥의 귀환을 유지하기 위해 실시한다.

4 기본간호 | ⑤

⑤ Morphine – 호흡수

5 기본간호 | ②

② 흡수성 폐쇄드레싱으로 삼출물이 젤 형태로 변화하면서 조직을 재생시킨다. 2~4단계 욕창에 사용한다.

① 배액이 적고 감염으로 괴사된 상처에 주로 사용한다.

③ 삼출액 적은 상처의 1차 드레싱 방법이다.

④ 상처에 수분 제공과 사강을 채워주며, 욕창, 티눈, 수술 상처 등에 사용한다.

⑤ 상처 표면에 수분 제공하며, 삼출물이 되는 상처나 욕창, 티눈 등에 사용한다.

6 기본간호 | ②

제5뇌신경은 삼차신경으로 측두근, 저작근과 안면에 눈, 상악, 하악 등을 관여하는 기능을 한다.

① 제7뇌신경

③ 제8뇌신경

④ 제9 · 10뇌신경

⑤ 제12뇌신경

7 기본간호 | ⑤

⑤ 5㎛ 초과하는 전파되는 병원균 차단, 질병이 있거나 의심되는 대상자에게 적용하는 격리예방지침이다.

8 기본간호 | ③

①②는 폐쇄배액법이다.

개방배액법은 Penrose 배액관을 통해 배액시키는 방법이다. 상처부위의 옆쪽을 절개하여 배액관을 삽입한 후 배액관 끝 부분을 안전핀이나 클립으로 고정하여 배액관이 상처 쪽으로 들어가는 것을 방지하는 배액법이다.

9 지역사회간호 | ④

①②③ 1차 예방, ⑤ 3차 예방

㉠ 1차 예방 : 숙주, 환경 등에 의해서 질병 발생의 자극이 있는 시기로서 생활환경 개선, 예방접종, 각종 보건교육을 통한 지식의 함양 등이 1차 예방에 해당한다.

㉡ 2차 예방 : 질병을 조기에 발견하여 치료함으로써 질병이 더 진전되지 않고 중증으로 되는 것을 예방하는 단계이다. 흡연자를 대상으로 폐암검진, 고혈압 환자를 위한 운동처방 등이 2차 예방에 해당한다.

㉢ 3차 예방 : 질병이 발생된 시기로 질병의 악화 방지, 재활활동 등의 재활 의학적 예방활동이 필요한 단계이다.

10 성인간호 | ①

② 패혈성 쇼크 : 혈관 내 미생물 침입으로 미생물이 생성한 다량의 독소가 혈관 내로 들어가 전신성 염증반응 유발하는 쇼크

③ 면역복합체성 과민반응 : 항원 – 항체 복합체의 과도한 형성으로 인해 기관에 축적되면서 발병

④ 지연성 과민반응 : 세포의 면역반응으로 인해 일어나는 과민성 반응으로 접촉성 피부염, 장기이식 거부반응

⑤ 심인성 쇼크 : 심수축력 장애로 심박출량이 감소하는 쇼크로 정상적인 대사요구가 일어나지 못할 때 발생

PLUS TIP 아나필락틱 쇼크

㉠ 정의 : 과민성이 있는 사람이 알레르기원에 노출되었을 때 전신 혈관 내에서 항원 – 항체반응

㉡ 증상 : 혈압저하, 심근 수축력 감소, 기관지 심한 부종 및 폐쇄

11 성인간호 | ②

다혈구증은 적혈구 및 백혈구, 혈소판의 대량생산으로 전체 혈량이 정상보다 증가하는 질환으로 가장 많은 사망 원인은 혈전증과 출혈성 합병증이다. 다혈구증의 완치를 위한 치료법은 현재 없지만 정맥절개술, 골수억제제 사용, 수액공급과 활동권장을 통해 증상을 완화시킬 수 있다.

12 성인간호 | ②

고관절 전치환술 후에는 탈구 예방을 위해 높은 변기나 팔걸이 있는 의자를 이용하며 주치의의 허락 없이는 수술 부위로 눕지 않는다. 그리고 외전 상태를 유지하기 위해 다리 사이에 베개를 두고 자야한다. 또한, 말단 부위의 내외회전은 삼가도록 한다.

13 성인간호 | ②

실내 습도를 높여 수화를 돕는다. 또한, 금기가 아닌 경우에는 하루 물 8~10잔을 마시도록 돕는다.

①③ 기관지 분비물이 있는지 확인하고 체위배액과 흉부 물리치료를 통해 분비물 이동을 돕는다.

④ 횡경막 호흡과 입술 오므리기 호흡법을 권장하고 빠르고 얕은 호흡을 피하도록 교육한다. 입술 오므리기 호흡법은 호기를 길게 하여 세기관지 허탈을 방지한다. 중증 환자에게는 호흡 시 에너지 소모가 증가될 위험이 있는 횡경막 호흡은 자제한다.

⑤ 호흡근육 강도를 유지하기 위해 고단백의 음식을 섭취하도록 권장한다.

14 성인간호 | ④

혈압이 낮아지고 맥박이 빨라지는 것은 출혈 위험을 나타낸다. 수술 시 부갑상선이 손상되면 안면 근육경련(Chvostek's Sign), 상완 압박 시 팔의 경련(Trousseau's Sign) 등의 테타니 증상이 나타난다. 갑상샘 절제술 후 특히 유의할 사항은 그 외에도 호흡곤란, 불규칙한 호흡, 천명음, 기관 폐색, 목 조이는 느낌, 연하곤란 등이 있다. 수술 후, 다음날 쉰 목소리는 며칠 내에 정상적으로 돌아오며 4일 이상 지속 되면 비정상적임을 의심해 봐야 한다.

15 모성 · 여성간호 | ④

④ 에스트로겐이 결핍되어 골형성을 억제하고 골흡수를 촉진해 골소실이 가속화 된다.

① 50세 전후에 자연적으로 월경이 끝나는 것을 생리적 폐경, 40세 이전에 월경이 끝나는 것을 조기 폐경이라고 한다.

② 폐경기 증상 중 가장 먼저 나타나는 증상은 안면홍조이다.

③ 폐경이 되면 뇌하수체의 난포자극 호르몬(FSH)는 증가하고, 황체화 호르몬(LH)는 저하된다.

⑤ 질 내부의 pH가 산성에서 알카리성으로 증가한다.

16 모성 · 여성간호 | ②

① 경구 피임약은 매일 정확한 시간에 복용해야 하며, 복용을 잊었을 경우에는 복용하던 시간 12시간 이내에 복용하도록 한다. 12시간 이후에는 다음날 정해진 시간에 복용하도록 한다.

③ 월경통, 월경과다의 증상을 완화하는 효과가 있다.

④ 오심, 유방 압통, 복부 팽만, 두통, 정서불안, 체중증가, 혈전증 등의 부작용이 있다.

⑤ 경구피임약으로 성병을 예방할 수는 없다. 성병 예방은 콘돔을 사용하여야 한다.

17 모성 · 여성간호 | ③

① Mcdonal's Sign – 경부 반대쪽으로 자궁 체부가 기울어짐

② Hegar's Sign – 자궁 협부의 연화

④ Braunvon Fernwald's Sign – 착상 부위의 불규칙한 부드러움과 크기 증가

⑤ Ladin's Sign – 자궁 체부와 경부 접합부 근처의 중앙부 앞면에 부드러운 반점

18 아동간호 | ④

④ 배액을 촉진하기 위해 복위나 측위를 취해주고 필요 시 흡인은 부드럽게 시행한다.

① 인후를 자극할 수 있는 행위인 기침, 코 풀기, 빨대 사용은 피한다.

② 인후통 완화를 위해 얼음 목도리나 제공하거나 진통제를 투여한다.

③ 구토 시 혈액과 혼동될 수 있는 붉은색이나 갈색의 액체 섭취는 금하고 차가운 흰 우유, 아이스크림, 찬물을 제공한다.

⑤ 무언가를 자주 삼키는 행위는 출혈을 의미하므로 주의 깊게 관찰하고 활력징후를 자주 측정하여 빈맥이나 혈압저하가 있는지 확인한다.

19 아동간호 | ④

낙상을 예방하기 위해 항상 침상난간을 올리고 아동을 높은 곳에 올려놓지 않는다. 의자보다는 바닥에 앉히고 아동을 혼자 두지 않는다. 스스로 서고 움직일 수 아동이 가구를 움직이지 못하게 가구는 견고해야 하며 계단의 가장 위와 아래 부분은 막아두어야 한다. 영아가 미끄러지지 않도록 안전한 신발과 옷을 입힌다.

20 아동간호 | ⑤

태변은 신생아의 첫 번째 변으로 태지, 솜털, 양수, 장 분비물, 혈액 등으로 구성되어있고 생후 24~48시간 내 배출되어야 한다. 배출되지 않으면 장폐색이나, 항문폐색을 의심할 수 있다. 이행변은 수유 시작 3일후 나타나는 변으로 녹갈색에서 황갈색을 띠는 점액성의 묽은 변이다. 우유변은 4일 이후 나타나는 변으로 조제유를 먹는 아동은 연한노란색의 모유를 먹는 아동보다 더 냄새가 나는 변을 본다. 모유를 먹는 아동은 황금색의 신 우유 냄새가 나는 변을 본다.

21 아동간호 | ⑤

아동이 이물질을 흡인한 경우 1세미만의 영아에게는 복부장기가 손상될 수 있으므로 하임리히법을 사용하지 않는다. 1세미만의 영아에서 질식이 발생한 경우 영아의 머리를 몸보다 낮춘 상태로 구조자의 팔위에 올려두고 구조자의 손바닥으로 견갑골 사이를 빠르고 강하게 5회 두드린다. 이후 영아를 돌려서 가슴밀어내기를 5회 시행한다. 1세 이상의 아동에서 질식이 발생한 경우 아동을 세우거나 앉힌 상태에서 뒤에서 껴안고 늑골 바로 밑을 주먹 쥔 손으로 강하고 빠르게 5회 누른다. 이 과정은 이물질이 제거되거나 아동이 무의식 일 때까지 계속 반복하며 무의식인 경우 즉시 가슴압박, 심폐소생술을 시행한다.

22 정신간호 | ⑤

- ㉠ **조현병 음성증상** : 정상인에게 있지만 환자에게는 부족하거나 없는 기능 및 증상으로 예후와 경과가 더 나쁘다. 실어증, 운동실조, 무쾌감증, 무의욕증, 집중결여, 감정의 둔마가 있다.
- ㉡ **조현병 양성증상** : 정상인에게 없거나 정상인보다 과도하게 나타나는 증상으로 지리멸렬, 비논리적 사고, 우회증, 환각, 망상, 와해된 언어와 행동, 이상행동, 정동 불일치가 있다.

23 정신간호 | ③

알코올 금단섬망은 지속적으로 음주를 하던 사람이 음주를 갑자기 중단하거나 감량 후 급성으로 나타나는 증상으로 금주 48~72시간 후 가장 심각한 증상이 나타난다. 금단증상이 심할 경우에도 알코올을 제공해서는 안 된다.

24 정신간호 | ④

① 안정감을 주기 위해서 친숙한 간호제공자가 간호를 제공하고 가능한 치료자를 바꾸지 않는다.
② 자주 사용하는 물건은 손닿는 곳에 둔다.
③ 기억나지 않는 사건에 대해 묻는 것은 좌절감을 느끼게 할 수 있으므로 대화의 초점은 환자가 원하는 주제에 맞춘다.
⑤ 활동범위를 제한하기 보다는 안전한 범위에서 적정 기능 수준을 유지할 수 있도록 도와야한다.

25 정신간호 | ⑤

치료적 인간관계의 단계 중 상호작용 전 단계에는 자신의 불안, 두려움의 근원, 선입견, 편견을 확인하고 극복하는 자기 탐색이 필요하다. 또한 이 단계에서는 대상자에 대한 자료 수집도 이뤄진다.
①②③은 오리엔테이션 단계에 대한 설명이다.
④은 활동단계에 대한 설명이다.

1 간호관리 | ②

민사소송문제는 주로 근무태만이나 배임행위 등과 같이 세심한 주의 의무를 다하지 못한 경우가 속한다.
② 살인에 해당하는 형사소송문제이다.

2 간호관리 | ①

임상실험 시 준수되어야할 윤리원칙은 다음과 같다
① 인간 존중의 원칙 : 연구 대상자가 실험 과정을 이해할 수 있어야 하며(동의능력), 환자가 충분한 정보를 알고 있어야 하며(정보제공), 어떠한 압박 없이 자율적인 동의를 해야 한다(자발성)
② 선행의 원칙 : 연구자는 위험, 이득을 평가하고 예측이 가능한 해악과 이득을 비교할 수 있어야 한다.
③ 정의의 원칙 : 연구 대상자들을 나이, 성별, 학력 등 특정 이유로 편파적인 이유로 선정하면 안 된다.
④ 악행금지의 원칙 : 연구 대상자에게 해악을 가하면 안 된다. 히포크라테스의 선언에도 환자에게 해를 입히거나 상태를 악화시키는데 의술을 사용하지 않는다는 내용이 담겨있다.
⑤ 신의의 원칙은 존재하지 않는다.

3 기본간호 | ②

ⓒ CDC(2009) 지침에 의하면, 주사바늘이 혈관에 삽입되었는지 확인하기 위해 내관을 당겨보는 절차는 Z – Track 기법에서 요구되지 않는다.
ⓓ 주사 후에는 알콜 솜으로 주사부위를 눌러주고 마사지는 하지 않는다. 마사지를 하면 약물이 피하조직으로 누출될 수 있기 때문이다.

4 기본간호 | ⑤

⑤ 흡기 시 횡격막은 수축하고, 흉곽은 확장한다.
호흡은 대기와 혈액, 그리고 혈액과 세포 간의 가스교환 기전이다. 호흡은 환기, 관류, 확산과 연관이 있다. 호흡능력은 앞의 세 과정과 관련된 자료를 통합 분석해야 한다. 환기능력은 호흡수, 호흡 깊이, 호흡 리듬을 사정하고, 확산과 관류기능은 산소포화도를 통해 사정한다.

5 기본간호 | ④

④ 뼈가 돌출된 부위에 체중 경감을 위해 베개를 사용해야하나, 도넛베개는 국소 압력을 증가시켜 사용해서는 안 된다.

PLUS TIP 욕창 간호

ⓐ 2시간마다 체위변경
ⓑ 뼈 돌출 부위의 체중을 경감위해 베개 사용
ⓒ 뼈 돌출 부위의 마사지는 금함
ⓓ 실금 및 상처의 습기로부터 피부를 보호
ⓔ 에어 매트리스를 적용하여 신체부위 압박 완화
ⓕ 고단백 식이 공급

6 기본간호 | ①

신체역학은 물체를 들어 올리고, 몸을 굽히고, 움직이는 것과 같은 활동을 할 때 신체선열과 자세 및 균형을 유지하기 위하여 근골격계와 신경계의 조정을 위해 운동학을 적용하는 것이다. 중력중심이 낮을수록 안정성이 높아진다.

7 기본간호 | ④

동맥 채혈을 하는 부위는 요골동맥, 상완동맥, 대퇴동맥이다.

8 지역사회간호 | ④

① 제1단계(고위 정지기)는 후진국형으로 출생률과 사망률이 모두 높은 인구 정지기다.

② 제2단계(초기 확장기)는 경제 개발 초기 단계 국가로 사망률은 낮은데 출생률은 높은 인구 증가 단계이다.

③ 제3단계(후기 확장기)는 경제발전국가 단계로 사망률은 거의 없으며 출생률도 감소하여 인구 성장이 둔화되는 단계이다.

⑤ 제5단계(감퇴기)는 출생률이 사망률보다 낮은 인구 감소 단계이다.

9 지역사회간호 | ②

재활간호사업의 목표는 장애인의 신체, 정신, 사회, 직업 및 경제적 능력을 최대한 회복 시켜 주고, 의학적, 사회적, 교육적, 직업적 수단을 최대한 동원하여 상호 조정함으로써 훈련을 통해 장애인의 능력을 가능한 최고 수준에 도달하도록 하는 것이다. 장애인의 잠재적 기능을 극대화하여 수용할 만한 삶의 질을 성취하도록 하며, 재활간호의 궁극적 목표는 장애인의 사회 통합 또는 사회 복귀이다.

10 성인간호 | ②

① 베타교감신경차단제는 심근의 산소요구를 감소시켜, 심박수를 저하시키고 혈압은 낮춰 협심증의 발작빈도를 감소시킨다.

③ 항혈전제는 혈소판 응집을 억제하고 응고력을 감소시켜 급성심근경색의 진행을 예방한다.

④ 안지오텐신 II 수용체 차단제는 안지오텐신 수용체를 차단하여 알도스테론 분비를 억제하여 혈관이 수축되는 것을 예방한다.

⑤ 안지오텐신 전환 효소억제제는 안지오텐신 I 이 안지오텐신 II로 전환되는 것을 차단하여 혈관이 수축되는 것을 억제한다.

11 성인간호 | ①

일차성 레이노는 특별한 원인이나 기저질환이 없이 발생하는 것을 말하며 이차성 레이노는 류마티스 질환, 동맥 폐쇄성 질환, 적혈구 증가증과 같은 원인으로 인해 발생한다. 주로 젊은 여성에게서 발병한다.

② 버거씨병은 손발의 동맥과 정맥에 염증이 생겨 조직의 괴사가 발생하는 질환이다.

③ 베체트씨병은 구강 궤양, 음부 궤양, 안구 증상 외에도 피부, 혈관, 위장관, 중추신경계, 심장 및 폐 등 여러 장기를 침범할 수 있는 만성 염증성 질환이다.

④ 말초신경염은 머리나 척수 등 중추신경에서 뻗어 나온 신경에 염증이 생긴 질환이다.

⑤ 길랭 – 바레증후군은 말초신경에 염증이 생겨 신경세포의 축삭을 둘러싸고 있는 수초가 벗겨져 발생하는 급성 마비성 질환이다.

12 성인간호 | ⑤

⑤ 뇌수막염으로 예상되는 질병이다. 광선 공포가 있을 수 있으므로 방 안을 어둡게 하여 주위 자극을 감소시킨다.

PLUS TIP 뇌수막염 3대 징후

㉠ Kemig 징후 : 환자의 대퇴를 복부 쪽으로 굽혀준다. 무릎은 대퇴와 90도를 이루도록 신전시켰을 때 대퇴후면의 통증과 무릎의 저항과 통증을 느낀다.

㉡ Brudzinski 징후 : 목을 굽혔을 때 목의 통증과 하지에 굴곡이 생긴다.

㉢ 경부 강직(Neck Rigidity) : 목을 굽혔을 때 목이 뻣뻣해지고 통증이 동반한다.

13 성인간호 | ①

임종 시 말초조직의 관류가 비효과적이게 되어 순환 변화로 인해 빈맥, 청색증 등이 발생한다.

② 폐부전 또는 대사변화로 인해 보상기전으로 가스 교환 장애, 비효과적 호흡양상이 나타난다.

③④ 관류가 감소함에 따라 소변량 감소, 저혈압이 나타날 수 있다.

⑤ 근육조절 결핍으로 인한 요실금이 발생할 수 있다.

14 성인간호 | ④

쿠싱증후군은 당류 코르티코이드를 과잉 분비하는 부신의 과잉 활동 때문에 발생한다. 인슐린의 저항으로 고혈당이 발생하고, 염분 및 수분의 정체로 부종과 고혈압을 야기한다. 체중이 증가하며 사지는 날씬한 체간부 비만을 초래하고, 만월형 얼굴, 다모증과 여드름, 머리카락이 가늘어진다. 단백질의 소모로 골다공증, 병리적 골절이 발생할 수 있다.

15 모성·여성간호 | ④

① 모체가 중증 심장병, 자간전증과 같은 고혈압성 질환, 당뇨병 등이 있을 때 제왕절개를 고려한다.

② 과거 제왕절개 분만의 경험이 있는 경우 또는 자궁수술의 경험이 있는 경우 제왕절개를 시행한다.

③ 태아의 아두골반 불균형은 제왕절개의 가장 흔한 원인이다.

④ 태아가 사망한 경우 혹은 태아가 미숙아면 제왕절개를 금기한다.

⑤ 전치태반 혹은 태반조기박리 시에는 제왕절개를 시행하여야 한다.

16 모성·여성간호 | ③

출생 후 폐 확장에 결정적으로 필요한 폐포 계면활성제는 Lecithin(L)으로, 21주 후 감지되기 시작하여 24주 이후 양이 증가한다. 또 다른 인지질인 Sphingomyelin(S)은 일정량을 유지한다. 즉 L/S 비율을 가지고 태아의 폐 성숙도를 확인하고 2:1이면 태아의 폐는 성숙한 것으로 간주한다. 이 비율은 임신 35주경 나타난다.

17 모성·여성간호 | ⑤

① 자궁 근종은 에스트로겐의 영향을 많이 받기 때문에 에스트로겐 분비가 저하되는 폐경기에는 크기가 작아지거나 소멸할 수도 있다.

② 자궁에 발생하는 가장 흔한 종양이다.

③ 자궁출혈, 골반통, 압박감 등의 증상이 나타날 수 있으나 대부분은 무증상이다.

④ 종양의 크기가 작고 무증상이어도 악성으로 변할 가능성이 있다.

18 모성 · 여성간호 | ③

젖샘 발육에 관여하는 호르몬은 에스트로겐, 프로게스테론, 인슐린, 코르티솔, 프로락틴, 성장 호르몬, 태반락토젠 등이 있다.

19 아동간호 | ①

이유식은 생후 6개월 경 시작한다.

① 특정 음식의 알레르기 반응 여부를 확인하기 위해 한 번에 한 가지 음식만 제공하고 적어도 3～7일간 시도한다.

② 일반적으로 철분함유량이 높은 곡분 중 쌀은 알레르기 유발 가능성이 적고 소화가 쉬워 초기 음식으로 권장된다.

③ 음식 첨가 시 야채, 과일, 고기 순으로 제공한다.

④ 알레르기 유발 위험이 높은 달걀흰자, 견과류, 우유, 밀가루, 콩, 생선, 옥수수 등은 피한다. 또한 꿀에는 보툴리누스균이 있어 생후 12개월 까지는 피해야한다.

⑤ 모유나 조제유를 완전히 먹인 상태에서는 영아가 이유식을 먹으려 하지 않기 때문에 소량만 먹이거나 이유식을 먹인 후 모유나 조제유를 제공한다. 영아가 숟가락을 밀어낼 경우 손잡이가 길고 폭이 좁은 숟가락으로 혀 뒤쪽에 소량씩 떠 넣는다.

20 아동간호 | ①

① 1인 구조자의 경우 가슴압박과 인공호흡의 비율은 30:2 이지만 소아의 경우 2인 구조자일 때 가슴압박과 인공호흡을 15:2로 시행한다.

② 맥박 확인은 10초 이내로 하며 성인의 경우 경동맥, 소아의 경우 경동맥, 대퇴동맥을 촉지하고, 영아의 경우 상완동맥을 촉지 한다.

③ 소아에게 제세동기 사용 시 권장되는 에너지 용량은 첫 번째 2J/kg, 두 번째 4J/kg이다.

④ 가슴압박 시 분당 100～120회의 속도로 하여 압박 후 심장이 충분히 이완될 수 있도록 해야 한다.

⑤ 영아의 가슴압박 시 2손가락을 이용하여 압박하거나 양 손으로 영아를 감싼 후 2엄지손가락으로 유두선 바로 아래를 압박한다.

21 아동간호 | ①

어린 영아나 유아의 경우 진정 또는 마취하에 심도자술을 진행한다. 따라서 진정 후 진정이전 상태로 회복하는지, 활력징후, 산소포화도, 의식상태를 사정한다.

① 시술 후 출혈 예방을 위해 시술부위를 압박한 채로 4～6시간 침상안정을 유지하도록 한다. 시술 후 일상생활에는 제한이 없지만 며칠간 과격한 운동을 삼가도록 한다.

② 시술부위 아래 말초 맥박의 대칭성, 동일성을 확인한다.

③ 시술 후 완전히 깨어나면 물부터 점진적으로 식사를 진행한다.

④ 시술한 사지의 냉감, 창백함, 청색증은 혈관폐쇄를 의미함으로 주의 깊게 사정한다.

⑤ 시술부위의 드레싱 상태를 주기적으로 확인하여 출혈이나 혈종 발생 유무를 관찰한다. 시술부위 드레싱은 시술 다음 날 제거한다.

22 정신간호 | ④

명료화는 애매모호한 것, 간호사가 이해하지 못한 것에 대해 명확하게 하는 것이다.

① 대상자가 진술한 내용을 간략하고 새로운 언어로 바꾸어 말하는 것이다.

② 대상자가 주제에서 벗어나지 않고 하나의 주제에 집중할 수 있도록 하는 것이다.

③ 직접적인 언급으로 대상자의 말과 행동의 모순을 대상자에게 인지시키는 것이다.

⑤ 대화가 끝난 후 대화의 느낌, 사고를 정리하는 것이다.

23 정신간호 | ③

초자아는 외부로부터 얻어지는 양심, 도덕, 가치로 본능을 조절하며 의식, 무의식, 전의식 모두에서 나타난다. 초자아가 이드를 심하게 억제할 경우 죄의식, 신경증적 성격이 나타나고, 반대로 초자아가 이드의 충동을 조절하지 못하면 반사회적 성격이 나타난다.

24 정신간호 | ⑤

자살계획이나 자살사고가 있는 대상자에게 혼자만의 시간을 제공하지 않고 불규칙적으로 병실을 순회하여 관찰한다. 자살계획이나 자살 사고에 대해 직접적으로 질문하고 우울환자의 경우 급작스러운 행동변화가 있는 경우 더 유의 깊게 관찰한다. 주변 환경에서 위험한 물건을 확인하고 제거하며 약물을 복용하는 경우 복용여부를 확인한다.

25 정신간호 | ②

② 리튬의 혈중농도가 1.5mEq/L 이상 시 오심, 구토, 설사, 식욕부진, 운동실조와 같은 독성 증상이 나타날 수 있다.

① 리튬은 항조증제로 자의로 복용을 중단해서는 안 되며 전문의와 상의 후 투약을 중단해야 한다.

③ 리튬의 치료용량 범위는 0.8~1.4mEq/L이다.

④ 리튬 복용 시 심장, 신장, 갑상선 기능에 영향을 미칠 수 있으므로 혈중 농도를 주의 깊게 모니터링 해야 한다.

⑤ 염분과 수분섭취가 감소한 경우 리튬의 혈중 농도가 증가할 수 있으므로 약물을 복용하는 동안 적절한 염분과 수분섭취가 필요하다.

시험장에서 들고 보는 요약ZIP

한국원자력의학원
간호사 채용대비

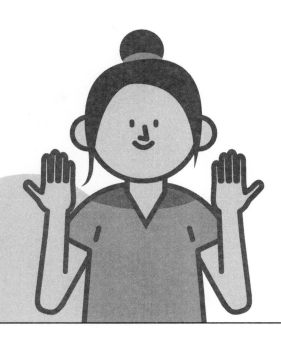

한국원자력의학원 정보 | 시험장에서 보는 기본간호학 이론 | 면접 평가요소별 예상 질문

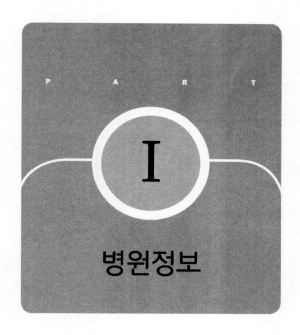

P A R T

I

병원정보

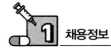

채용정보

1 직종별 모집 인원 및 응시자격

① 모집 인원

구분	내용
직종(직급)	5급 간호사
인원	70명
업무내용	환자 간호 업무 등
필수 응시자격	㉠ 공인영어성적 소지자(TOEIC 600점 이상). 단, 영어 사용 국가 학사학위 이상 취득 및 국·공립기관, 원자력유관기관 및 대학에서 2년 이상 취업 또는 석사/박사 후 연수생으로 연수한 자는 영어성적 면제. ㉡ 간호(학)과 졸업자 중 간호사 면허 소지자 ㉢ 간호(학)과 2021년 8월 졸업 또는 2022년 졸업예정자(2022년 2월 이후 간호사 면허 미취득 시 합격 취소) ㉣ 남자는 병역필 또는 면제자
기관 공통 응시자격	㉠ 국가공무원법 제33조의 결격사유가 없는 자 ㉡ 병역의무를 기피한 사실이 없는 자 ㉢ 공고일 현재 응시 자격을 갖춘 자 ㉣「부패방지 및 국민권익위원회 설치와 운영에 관한 법률」제82조에 따른 비위면직자 불가 ㉤ 공고일 기준 정년퇴직 기준연령(만60세)에 도달하지 않은 자

② 전형 절차 및 세부일정 내용

구분	전형 방법	내용
1차 전형	서류심사 (30점)	고득점자 순으로 채용예정인원의 5배수 선발
2차 전형	필기시험 (30점)	㉠ 1차, 2차 전형 합산점수의 고득점자 순으로 채용예정인원의 3배수 선발 ㉡ 필기시험 점수가 60점 미만인 경우 과락(불합격)
	인·적성검사	㉠ 2차 전형 합격자에 한하여 실시 ㉡ 인·적성 검사 사이트에 지원자 개별 접속하여 실시 ㉢ 결과는 면접전형에 참고자료로만 활용
3차 전형	최종면접 (40점)	㉠ 1차, 2차, 3차 전형 합산점수의 고득점자 순으로 최종 합격자 선발 ㉡ 최종합격자가 동점자일 경우 3차, 2차, 1차 전형 고득점자 순으로 선발 ㉢ 면접 점수가 60점 미만일 경우 과락(불합격)
	채용점검	㉠ 채용절차 규정 준수 여부 확인 ㉡ 전형별 절차 준수 여부 확인

※ 공인영어성적 미제출시 실격
※ 필기시험 과목 : 간호학(간호사 국가고시 수준), 5지선다 25문항

2 한국원자력의학원 소개

1 **설립목적** : 1963년 12월 17일 방사선의학연구소로 출범해 반세기 동안 대한민국의 방사선 의학 분야를 선도하는 방사선의학전문기관으로서 국가과학기술 발달과 국민건강증진에 이바지한다.

2 **핵심미션** : 첨단 의생명 연구를 선도하는 과학기술특성화병원을 기반으로 국민건강과 국민 안전에 기여한다.

3 **추진전략** : 첨단 의생명 연구를 통한 국민건강 생활 증진 + 방사선 의료대응을 통한 국민안전 확보

4 **핵심과제**

① 국내 최초 과학기술 특성화병원 정립
- 혁신성장동력 기술의 Test – Bed
- 연구자 맞춤형 임상시험센터 구축
- 규제 개선의 브릿지 역할 수행

② 첨단 방사선의료 연구 · 산업화 선도
- 암치료 방사성의약품 혁신신약 개발
- 암종별 방사선치료 프로토콜 개발
- 방사선동위원소 이용 혁신신약 개발 산업기반 조성

③ 전사적 방사능 재난대응 역량강화
- 가상증강현실 기반 역량강화
- 피폭 환자 응급조치 기술 개발
- 차세대 방사선 피폭치료제 개발

④ 대국민 방사선 건강 · 상담 서비스 강화
- 생활방사선 진료시스템 개발
- 방사선 영향 연구 · 검진 기술 고도화
- 방사선안전 대국민 교육 · 이해 증대

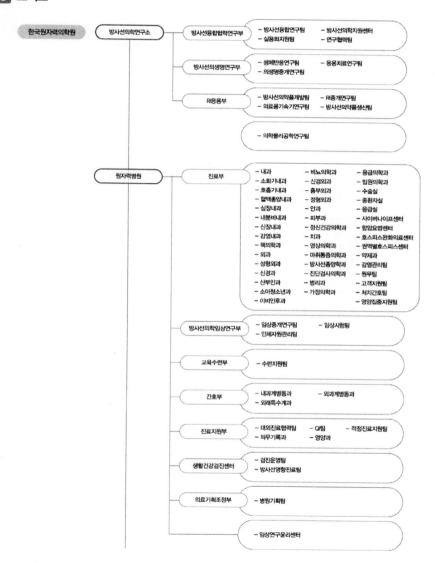

| 한국원자력의학원 | 방사선의학연구소 | 방사선융합협력연구부 | – 방사선융합연구팀   – 방사선의학지원센터
– 실용화지원팀   – 연구협력팀 |

한국원자력의학원 ─ 방사선의학연구소 ─ 방사선융합협력연구부
 – 방사선융합연구팀 – 방사선의학지원센터
 – 실용화지원팀 – 연구협력팀

방사선의생명연구부
 – 생체반응연구팀 – 응용치료연구팀
 – 의생명중개연구팀

RI응용부
 – 방사선의약품개발팀 – RI중개연구팀
 – 의료용기술기연구팀 – 방사선의약품생산팀

 – 의학물리공학연구팀

원자력병원 ─ 진료부
 – 내과 – 비뇨의학과 – 응급의학과
 – 소화기내과 – 신경외과 – 입원의학과
 – 호흡기내과 – 흉부외과 – 수술실
 – 혈액종양내과 – 정형외과 – 중환자실
 – 심장내과 – 안과 – 응급실
 – 내분비내과 – 피부과 – 사이버나이프센터
 – 신장내과 – 정신건강의학과 – 항암요법센터
 – 감염내과 – 치과 – 호스피스완화의료센터
 – 핵의학과 – 영상의학과 – 권역별호스피스센터
 – 외과 – 마취통증의학과 – 약제과
 – 성형외과 – 방사선종양학과 – 감염관리팀
 – 신경과 – 진단검사의학과 – 원무팀
 – 산부인과 – 병리과 – 고객지원팀
 – 소아청소년과 – 가정의학과 – 처치간호팀
 – 이비인후과   – 영양집중지원팀

방사선의학임상연구부
 – 임상중개연구팀 – 임상시험팀
 – 인체자원관리팀

교육수련부
 – 수련지원팀

간호부
 – 내과계병동과 – 외과계병동과
 – 외래특수계과

진료지원부
 – 대외진료협력팀 – QI팀 – 적정진료지원팀
 – 의무기록과 – 영양과

생활건강검진센터
 – 검진운영팀
 – 방사선영향진료팀

의료기획조정부
 – 병원기획팀

 – 임상연구윤리센터

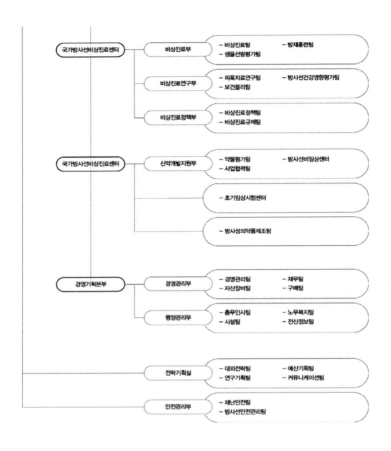

6 최근 5년간 주요성과

연도	내용
2020	• 방사선의학 첨단기술개발을 위한 도서 발간 • 기관 합목적성 증대 R&D 발굴을 위한 '의학원 발전회의' 발족 • 수도권지역 방사선기술 융복합 클러스터 연구용역 사업 수행 • 방사선의학기술 국제교육사업 영역 확장 및 비대면−온라인 콘텐츠 개발 • 한국−IAEA 코로나 대응 국가 협력방안으로 의학원 협력사업 채택 • 기술이전 2건 • [64Cu]DOTA−rituximab 마이크로도징 임상시험 식약처 승인 • 전립선암 [18F]Florastamin PET 3상 임상시험 식약처 승인
2019	• 뇌질환 진단용 연구자 임상연구 기반 구축 • 기술이전 6건, 신약벤처창업 1건 • 2019년 제1차 패밀리기업 선정
2018	• 자궁경부암 정밀진단 방사성의약품 개발 • 대장암 증식 억제 인자 발견 및 기전 규명 • 종양 증식 억제 및 항암제 내성 조절 마이크로알엔에이 발견 • 알츠하이머 진단용 방사성의약품 신약 연구 및 알츠하이머 조기 진단·치료결과 평가 지표 개발 • 방사선치료 잘 듣지 않는 종양의 치료기전 규명
2017	• 알츠하이머 치매 진단 방사성의약품 임상시험 완료 • 암세포 전이·재발 억제 기전 규명 • 종양세포의 증식을 MRI 기술로 실시간 측정 • 두경부암 방사면역치료제 개발 • 난치성 유방암 정밀 진단을 위한 PET 방사성의약품 개발 및 임상 수행
2016	• 방사선 치료 내성 유방암 판별지표 개발 • 방사선에 민감한 혈관, 손상 줄이는 기전 규명 • 유방암 전이를 촉진하는 마이크로알엔에이(microRNA) 발견 • PET−CT를 이용한 유잉육종 영상지표 개발 • 질환 진단용 방사성지르코늄으로 PET 진단신약 개발 • '암 융합진료' 가능한 방사성의약품 개발 • 방사성동위원소 구리−64에 포도당 함유 고리형태 펩타이드 결합 • 유방암 호르몬 치료 증진 및 재발암 방지 약물치료법 개발 • 종양 표적형 펩타이드 유도체 이용 향상된 PET 진단시약 개발 • 방사선 치료 후 발생하는 암전이 기전 억제 유전자 치료제 개발

3 자기소개서 질문

1 지원분야와 관련 경력 및 경험의 주요 내용과 본인의 역할에 대해서 구체적으로 기술해 주십시오.

2 경력 및 경험이 우리 의학원 입사 후 지원 분야의 직무 수행에 어떻게 도움이 될지 구체적으로 기술해 주십시오.

3 학교나 직장 또는 기타 단체에서 문제 상황이 발생하였을 경우, 창조적이고 논리적인 사고를 통하여 이를 해결해 본 경험이 있으면 자세하게 기술하여 주십시오.

4 한국원자력의학원에 지원하게 된 동기 및 입사 후 포부를 기술하여 주십시오.

---

1. 자기소개서 작성한 것은 간략하게 키워드만 정리한 뒤 프린트해서 면접 전까지 계속 읽어본다.
2. 자기소개서 기반으로 면접질문이 진행되므로 답변이 작성한 자기소개서와 유사해야한다.

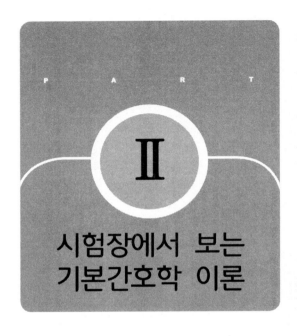

PART

II

시험장에서 보는
기본간호학 이론

1 간호과정 및 기록

1 간호과정의 단계

① 간호사정 : 대상자의 자료를 수집 및 확인, 분석
② 간호진단 : 비판적 사고를 이용하여 대상자의 실재ㆍ잠재적 건강문제를 임상적으로 평가
③ 간호계획 : 대상자의 목표설정과 우선순위, 기대되는 결과 및 간호계획을 기록
④ 간호수행 : 간호계획 수행 및 간호계획 검토ㆍ수정하고 간호활동을 기록
⑤ 간호평가 : 대상자의 반응 및 목표 진행 상태, 간호의 질과 수준을 측정

2 간호기록

① 목적 : 의사소통, 대상자의 사정 및 간호계획, 감사, 연구ㆍ교육, 법적 자료
② 6원칙 : 사실성, 정확성, 완결성, 동시성, 형식성, 보완성
③ 기록의 유형
　　㉠ **정보중심 대상자 기록** : 각기 분야의 양식에 따라 자료를 기록하고 보관
　　㉡ **문제중심 대상자 기록** : 건강문제와 관련된 간호경과기록(SOAP 기록)
　　㉢ **기록 도수기록** : 문제(Problem), 중재(Intervention), 평가(Evaluation)로 구성되어 간호계획을 따로 분리하지 않는 것이 특징
　　㉣ **초점 DAR 기록** : 대상자와 대상자의 관심에 간호의 초점을 두며, 환자 중심의 기록
　　㉤ **사례관리 모델** : 같은 질병을 가진 환자 그룹에게 적용하고 정해진 짧은 기간 내에 질적이고 비용을 적게 드는 관리방법을 강조한 기록 도구

2 활력징후

체온(Temperature), 맥박(Pulse), 호흡(Respiration), 혈압(Blood Pressure)을 총칭

활력징후 정상범위			
체온(℃)	맥박(회/분)	호흡(회/분)	혈압(mmHg)
36.1 ~ 37.2℃	60 ~ 100회 / 분	12 ~ 20회 / 분	수축기 90 ~ 140mmHg 이완기 60 ~ 90mmHg

시험장에서 보는 기본간호학 이론

1 체온(Temperature)

① 체온에 영향을 미치는 요인
   - ㉠ 상승 : 운동, 스트레스, 호르몬
   - ㉡ 감소 : 연령(노인은 기초대사율이 감소로 체온 조절 능력 저하)

② 체온 측정 부위 : 구강, 직장, 액와, 고막, 이마

③ 체온 균형
   - ㉠ 열 생산 : 기초대사율, 근력운동 및 전율, 갑상샘 호르몬, 교감신경
   - ㉡ 열 손실 : 방사, 전도, 대류, 증발

④ 체온변화 양상
   - ㉠ 고체온 : 열피로, 열경련, 열사병
   - ㉡ 저체온 : 인위적 저체온, 비의도적 저체온, 동사

⑤ 발열 단계 : 오한기 → 발열기 → 해열기

⑥ 열요법과 냉요법
   - ㉠ 열요법 처치 : 더운물 주머니, 전기패드, 온습포
   - ㉡ 냉요법 처치 : 얼음 주머니, 미온수 목욕, 냉습포

2 맥박

① 맥박에 영향을 미치는 요인
   - ㉠ 상승 : 무리한 운동, 체온 상승, 출혈, 약물 사용(Epinephrine), 스트레스
   - ㉡ 감소 : 연령증가, 약물 사용(Digitalis), 운동선수, 저체온

② 맥박 측정 부위 : 측두동맥, 총경동맥, 심첨, 상완동맥, 요골동맥, 척골동맥, 대퇴동맥, 슬와동맥, 후경골동맥, 족배동맥

3 호흡 및 혈압

① 호흡에 영향을 미치는 요인
    ㉠ 상승 : 스트레스, 열, 운동, 흡연, 고지대
    ㉡ 감소 : 진정제 및 마약성 진통제, 뇌손상(뇌간 장애)

② 혈압에 영향을 미치는 요인
    ㉠ 상승 : 교감신경 자극, 급성통증, 운동, 비만, 폐경기 여성
    ㉡ 감소 : 이뇨제 및 항고혈압제의 약물 사용

③ 혈압 측정 시 오류가 발생하는 경우
    ㉠ 상승 : 좁은 커프 사용, 커프를 느슨히 감은 경우, 압을 너무 천천히 빼는 경우, 운동이나 활동 직후, 팔이 심장보다 낮은 경우
    ㉡ 감소 : 넓은 커프 사용, 압을 빨리 푸는 경우, 팔이 심장보다 높은 경우

4 활력징후 측정이 필요한 경우

① 입원 시
② 의사의 지시로 정규적 절차인 경우
③ 의료기관이나 건강기관에 방문한 경우
④ 수술 전 · 후
⑤ 침습적 시술 전 · 후
⑥ 심혈관계나 호흡기능에 영향을 주는 약물투여 전 · 후
⑦ 전신적 상태가 갑자기 나빠진 경우
⑧ 대상자가 이상한 증상이나 신체적 고통 호소 시
⑨ **병원감염** : 입원 당시에는 증상 및 잠복기가 없던 감염이 입원한 지 적어도 48시간 이후나 퇴원 후에 발생된 경우

3 감염관리

1 전파 경로 : 접촉주의, 비말주의, 공기주의, 혈액주의

2 내과적 무균법과 외과적 무균법

구분	내용
내과적 무균법	• 미생물의 수를 한정하거나 줄이는 법 • 물과 비누, 소독제를 사용 • 손이 팔꿈치 아래로 향하게 하여 물이 손가락 쪽으로 흐르도록 함
외과적 무균법	• 모든 미생물을 사멸시키는 법 • 물과 비누, 소독제를 사용 • 손끝을 팔꿈치보다 높게 하여 물이 팔 쪽으로 흐르도록 함

3 격리(Isolation)와 역격리

① 격리 : 대상자가 전염성 질환을 가졌을 경우

② 역격리 : 질병, 상처, 면역억제제 사용으로 인해 정상적인 신체 방어력이 다소 떨어지는 경우

4 격리예방지침

① 표준주의 : 병원에 있는 모든 대상자 간호 시 적용하는 격리법

② 공기주의 : 5㎛ 이하의 작은 비말 공기를 매개로 전파되는 병원균 차단

③ 비말주의 : 5㎛ 이상의 전파되는 병원균 차단, 질병이 있거나 의심되는 대상자에게 적용

④ 접촉주의 : 직접 또는 간접접촉에 의해 전파되는 병원균 차단, 질병이 있거나 의심되는 대상자에게 적용

관리 활동

1 환경관리 ⭐

① 안전관리 : 사고로 인한 손실을 미연에 방지하기 위한 계획 수립 및 실행
　　㉠ 시력 · 청각장애가 있는 경우
　　㉡ 연령, 질병 또는 약물로 인해 무기력한 상태
　　㉢ 졸도, 경련, 심장마비, 뇌출혈 등의 상황을 예측할 경우
　　㉣ 정신 · 감정적 변화로 인하여 판단력이 결핍된 경우
　　㉤ 부주의, 무관심, 건망증 등 협조를 거부하는 경우
② 화재방지 : 산소통의 보관위치, 운반 및 사용법의 통제와 점검, 소방훈련, 비상구 확인, 환자 및 보호자 대피 계획과 절차를 훈련
③ 감염관리
　　㉠ 업무수행 및 물품관리 : 무균법 적용
　　㉡ 청소담당인력의 청소방법, 청소도구 등을 관찰 · 감독
　　㉢ 물품의 정리정돈, 위생관리, 매개동물로 인한 감염 가능성 파악

2 물품관리 ⭐

① 물품관리 부주의로 환자간호에 미치는 영향
　　㉠ 물품 수량 부족
　　　• 간호 제공 중단 및 물품 공급 시까지 간호 중단
　　　• 간호의 질 저하
　　　• 간호사 의욕 저하
　　㉡ 기구의 고장 : 간호 지연 및 사고발생 위험
② 물품관리지침 마련
　　㉠ 물품 점검수칙 : 유용성, 청결성, 안정성, 편리성 등을 고려
　　㉡ 물품사용방법에 대한 지침서 게시 · 지휘 · 감독
　　㉢ 물품목록 비치
　　㉣ 물품 인계 및 인수장부 비치
　　㉤ 물품관리 문제점 해결과 개선방안모색을 위한 간호단위 내 집담회 운영
③ 물품관리방법 : 적정재고유지, 물품의 표준화, 물품의 재생, 비저장 재고의 처리, 가치분석 기법 활용, 물품관리에 대한 직원 교육

3 약품관리

① **약품처방체계**
 ㉠ **정규처방** : 의사가 처방을 취소하고 다른 처방을 낼 때까지 유지되거나 처방된 날짜가 만료될 때까지 지속
 ㉡ **임시처방** : 의사의 처방명령 변경 시 혹은 응급 시 발행되는 처방으로 투약은 1일분 이내로 제한
 ㉢ **퇴원처방** : 입원환자가 퇴원할 때 처방되는 것으로 투약일수는 의료보험기준과 외래처방에 준하여 제공
 ㉣ **공휴처방** : 일요일이나 공휴일에 발행되는 처방으로 환자의 상황이나 처방 누락, 신규입원환자 등에 한하여 처방

② **약품관리 방법** ⭐
 ㉠ 환자 약은 경구약, 주사약을 개인별로 관리
 ㉡ 사용이 중단된 주사약은 즉시 반납
 ㉢ 응급약, 비상약은 반드시 인수인계
 ㉣ 유효일이 지난 약은 즉시 교환
 ㉤ 마약은 반드시 마약대장과 함께 마약장에 보관하며 근무교대 시 마약, 마약장 열쇠 인계 및 개인별 기록

③ **투약관리 지침** ⭐
 ㉠ 약품준비 및 투약 전 손 세정(무균법)
 ㉡ 약물 투여 시 5right(정확한 양, 정확한 환자, 정확한 용량, 정확한 경로, 정확한 시간) 준수
 ㉢ 의사 처방을 완전하게 이해한 후 투약준비(정확한 약어와 도량형 단위 이해)
 ㉣ 투약을 준비한 간호사가 즉시 투약·확인
 ㉤ 설하, 질내, 직장 내 L – Tube 등으로 투약되는 약은 간호사가 직접 투약
 ㉥ 물약이나 침전이 생기는 약은 반드시 흔들어서 투약
 ㉦ 정신과 환자 및 환자가 알면 안되는 경우를 제외하고는 약의 작용, 투여방법, 기대효과를 환자에게 설명
 ㉧ 항생제 주사 시 시작 전 Skin Test를 시행하고 이상반응 시 즉시 담당의사와 수간호사에게 보고하고 환자 기록지에 기록
 ㉨ 투약시간과 간격 준수
 ㉩ 주사 부위나 주사 방법을 준수하며 마비가 있는 부위는 주사 제외
 ㉪ 서있는 상태에서 채혈이나 정맥주사 금지(혈관수축으로 인한 현기증 유발)
 ㉫ 정맥주사 부위와 정맥주사 Line은 72시간마다 교환
 ㉬ 정맥류, 하지부종, 순환상태가 좋지 않은 환자는 하지에 정맥주사 금지
 ㉭ 투약 실수 시 즉시 담당의사와 수간호사에게 보고

4 환자관리 ⭐

① **입원환자**

    ㉠ 입원실을 깨끗하게 청소하고 침대, 침구, 환의, 필요한 준비물품 등과 병실의 기구류와 블라인드, 커텐 등을 점검하여 환자가 병실에 도착하기 전 병실 준비

    ㉡ 담당 간호사가 입원 생활안내서와 함께 설명하며 병동의 구조, 식사시간, 회진·면회시간 등 일괄 안내

    ㉢ 환자의 입원이 담당의사에게 알려졌는지 확인

② **퇴원환자**

    ㉠ 가정에서 치료가 지속되도록 환자·보호자의 퇴원교육 시행

    ㉡ 퇴원 후 계속 약을 복용할 시, 약의 목적과 효과 및 정확한 용량, 복용기간, 복용방법, 보관방법, 장기복용 시 나타날 수 있는 부작용 등을 설명

    ㉢ 산모나 신생아의 경우 회음부의 청결과 유방관리, 젖 먹이는 법, 목욕시키는 법 등 교육

    ㉣ 퇴원 후 지속적인 치료가 필요할 경우 외래진료소 방문절차와 날짜, 보건·의료기관 안내

    ㉤ 퇴원 후 환자의 차트를 기록실에 보내기 전 빠짐없이 기록이 되었는지 확인

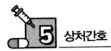

5 상처간호

1 상처 드레싱

거즈(Gauze), 투명필름드레싱(Transparent Film), 하이드로콜로이드(Hydrocolloids), 하이드로겔(Hydrogels), 폴리우레탄 폼(Polyurethane Foams)

2 욕창(Pressure Sore) ★

① 호발부위 : 천골, 대전자, 척추극상돌기, 무릎, 전면경골능, 후두골, 복사뼈, 발뒤꿈치 등
② 욕창의 위험요소 : 외부압력, 마찰과 응전력, 부동, 부적절한 영양, 피부 습기 및 온도
③ 욕창의 단계

구분	내용
1단계	발적은 있으나 피부손상 없음
2단계	표피와 진피를 포함한 부분적인 피부손상
3단계	심부 피부조직 손실, 건막에 가까운 깊은 진피손상과 조직 괴사
4단계	조직괴사, 근육, 뼈, 지지조직, 심부 피부조직의 광범위한 손상

④ 욕창 간호
ㄱ 2시간마다 들어 올려서 체위변경
ㄴ 뼈 돌출부위의 체중을 경감하기 위해 베개 사용
ㄷ 뼈 돌출부위의 마사지는 금함
ㄹ 실금 및 상처의 습기로부터 피부를 보호
ㅁ 에어매트리스를 적용하여 신체부위 압박을 완화
ㅂ 고단백·고비타민 영양공급

투약 ★

1 투약의 기본 원칙(5right)

정확한 대상자명(Right Client), 정확한 약명(Right Drug), 정확한 용량(Right Dose), 정확한 경로 (Right Route), 정확한 시간(Right Time)

2 투약 빈도

stat(즉시), bid(하루 두 번), tid(하루 세 번), qid(하루 네 번), q.o.d(하루 건너), qd(매일), q.h(매시간마다), q4h(4시간마다), hs(취침전), ac(식전), pc(식후), prn(필요시)

3 경구 투약

구분	내용
장점	• 가장 단순하고 경제적 • 부작용이 가장 적음
단점	• 치아 및 점막에 자극 가능성 • 오심 또는 구토, 흡인 위험성이 높으며 금식 환자에게는 불가

4 비경구 투약

① 약물의 흡수 속도 : 정맥 < 근육 < 피하 < 경구

② 피하주사

구분	내용
장점	• 혈액순환이 원활할 경우 약물 흡수가 용이 • 신체 여러 부위에 주사할 수 있고 무의식, 연하곤란 환자 등에 구애 받지 않음
단점	• 주사침으로 인한 피부손상 · 감염 가능성 • 근육주사보다 느린 흡수
약물	인슐린, 헤파린

③ 주사부위 : 상완 외측 후면, 하복부, 대퇴 전면, 등의 상부, 배둔근 윗부분

④ 근육주사

구분	종류
장점	• 경구투여로 줄 수 없는 경우 투약 가능 • 경구 및 피하보다 약물의 흡수속도가 빠름
단점	• 신경 및 혈관 손상 위험 • 경구 투약보다는 부작용이 빠르며, 공기 색전, 감염, 조직손상 위험성
금기	• 신경 및 골조직의 손상부위, 화농, 괴사부위 • 약물이 조직괴사를 일으킬 수 있는 경우 • 동통을 느끼거나 경결 부위가 있는 경우 • 근위축 대상자

⑤ 피내주사 : 알레르기 반응 검사, 투베르쿨린 반응 검사 등에 이용

구분	내용
장점	약물에 대한 반응을 눈으로 관찰 가능
단점	흡수가 가장 느림
주사부위	전박의 내측면, 흉곽 상부, 견갑골 아래

⑥ 정맥주사

구분	내용
장점	• 혈관 속으로 약물이 직접 투여되어 신속한 효과 • 지속적 약물 주입 가능 • 신체에 수분과 전해질 및 영양 제공 가능
단점	감염 및 부작용 가능성
합병증	혈종, 정맥염, 침윤

⑦ 주입속도 계산

㉠ 시간당 주입량 $= \dfrac{총주입량}{총주입시간(분)}$

㉡ 분당 방울수 $= \dfrac{전체주입량 \times 방울수}{총주입시간(분)}$

㉢ 1방울 점적 시 걸리는 시간 $= \dfrac{24시간 \times 60분 \times 60초}{1일 수액주입량(ml) \times ml당 방울수}$

5 수혈

① 목적

  ㉠ 순환 혈액량 보충 위함

  ㉡ 급·만성 빈혈 시 적혈구 수 증가 및 혈색소 유지

  ㉢ 산소운반능력 증가 위해

  ㉣ 출혈로 인한 혈액 부족 시 혈량 보충

② 혈액 종류

구분		내용
전혈(Whole Blood)		급성 출혈, 대량의 출혈 시 혈액 보충 및 산소운반 제공
적혈구	적혈구 농축액 (Pack RBC)	• 급성 혈액 손실(사고 및 수술, 위장출혈) • 만성 혈액 손실(빈혈, 적혈구 기능 저하)
혈장	신선동결혈장(FFP)	혈액 응고인자 보충
혈소판	혈소판 농축액(PC)	혈소판 감소증, 혈소판 기능 장애시 출혈예방

③ 수혈 간호

  ㉠ 수혈 전 간호

   • 수혈 전 환자의 ABO, Rh Type 검사 시행

   • 수혈을 위한 정맥 Route 확보 : 18G ~ 20G

   • 과거 수혈 받은 경험 및 수혈부작용 유무, 환자가 알고 있는 혈액형 확인

   • 활력징후를 측정하여 발열 유무 확인

   • 혈액은행에서 혈액을 수령한 후 의료인 2명 이상이 수령한 혈액 확인

  ㉡ 수혈 중 간호

   • 수혈 여과장치가 있는 수혈세트 사용

   • 수혈 중인 정맥로에 다른 수액제제를 같이 주입하지 않음

   • 수혈 시작 후 첫 15분 이내에 대부분의 부작용 발생

   • 부작용 발생 시 즉시 수혈을 중단하고 의사에게 보고

   • 수혈기록지에 수혈 시작 시간, 종료시간, 부작용 발현 유무, 이상반응 등을 기록

④ 수혈 부작용 : 용혈반응, 발열, 알레르기 반응, 순환기계 부담

7 영양

1 경장영양 : 단기간 영양액 주입

구분	내용
비위관	• 비강을 통해 위까지 튜브 삽입 • 위 내용물을 흡인하거나 위세척, 가스 제거 위해서도 사용 • 폐흡인 위험성 높음
비장관	• 비강을 통해 소장 윗부분까지 튜브 삽입 • 위내 병변이 있거나 위를 비우는 시간이 지연이 있는 환자에게 사용 가능 • 비위관보다 폐흡인 위험성 적음 • Dumping Syndrome이 나타날 수 있음 ※ Dumping Syndrome(덤핑증후군) : 음식물이 빠르게 소장으로 내려가서 생기는 증상이며 고탄수화물 식이가 너무 빨리 장내 속으로 들어오면 인슐린이 과도하게 증가, 저혈당 발생→오심, 구토, 현기증, 발한, 빈맥, 가스팽창, 설사, 복부경련 등

2 총비경구영양(Total Parenteral Nutrition : TPN)

구분	내용
장점	포도당, 단백가수분해, 미네랄, 비타민으로 구성된 고장성의 영양액을 말초 또는 중심정맥을 통해 효과적으로 공급
단점	감염, 고혈당, 수분과다, 공기 색전 주의

산소화 요구

1 흡인간호

구강 및 비강흡인(Oral and Nasopharyngeal Suction)	
목적	• 환자 스스로 분비물을 제거할 수 없을 때 분비물 흡인하여 기도유지 및 환기 • 호흡기 감염 예방위해 • 검사물 채취
주의 사항	• 감염예방을 위한 무균법 준수 • 흡인 전·후로 과산소화 되어야 저산소증 예방 • 흡인 시 환자의 얼굴색·맥박수·분비물의 양과 색을 관찰, 과도한 빈맥, 청색증, 서맥, 혈액 섞인 분비물이 관찰될 경우 즉시 흡인을 중단 후 산소 공급 및 의사에게 보고

2 ABGA : 호흡능력을 나타내는 지표로 동맥혈을 채취하여 산소포화도와 산·염기 불균형을 평가

검사	정상범위	비정상 및 의미
pH	7.35 ~ 7.45	pH < 7.35 산증 / pH > 7.45 알칼리증
PaO_2	80 ~ 100mmHg	PaO_2 < 80 저산소증 / PaO_2 > 100 과산소증
$PaCO_2$	35 ~ 45mmHg	$PaCO_2$ < 35mmHg 호흡성 알칼리증 / $PaCO_2$ > 45mmHg 호흡성 산증
HCO_3	22 ~ 26mEq	HCO_2 < 22mEq 대사성 산증 / HCO_2 > 26mEq 대사성 알칼리증

3 심폐소생술(CardioPulmonary Resuscitation)

① 순서

```
반응이 없는 환자 발견  →  119신고 및 자동제세동기 요청       →  무호흡 또는 비정상호흡
                          응급의료전화상담원의 지시에 따라 행동        (심정지 호흡)

심장충격 필요 ↑                                                           ↓
        심장리듬 분석  ←  자동심장충격기 사용            ←  가슴압박 소생술
                          자동제세동기 음성지시에 따라 행동
심장충격                 심장충격 불필요              자동심장충격기 도착
   ↓    →  2분간 가슴압박 소생술  ←
```

② 가슴압박

    ㉠ 위치 : 가슴뼈(Sternum) 아래쪽 1/2

    ㉡ 깊이 : 약 5cm(최대 6cm 미만)

    ㉢ 속도 : 100 ~ 120회/분

③ 전문기도기 삽입 후 : 6초당 1회 인공호흡

    ㉠ 소아는 가슴 두께의 최소 1/3, 깊이는 4 ~ 5cm 가슴 압박 시행

    ㉡ 가슴압박대 인공호흡 비율 : 30 대 2 (1인 구조자), 15 대 2 (2인 구조자)

9 배뇨 · 배변

1 배뇨

① 비정상 배뇨

    ㉠ 소변량 : 무뇨, 핍뇨, 다뇨

    ㉡ 소변양상 : 혈균뇨, 세균뇨, 당뇨, 단백뇨

    ㉢ 배뇨 장애 : 배뇨곤란, 빈뇨, 긴빈뇨, 야뇨, 배뇨지연, 요실금, 유뇨증

② 도뇨관 삽입 목적

구분	내용
단순도뇨 (Simple Catheterization)	• 1회 도뇨관 삽입으로 방광 내 소변제거 • 배뇨 후 잔뇨량 측정 • 무균적인 소변 검사물 채취
유치도뇨 (Foley Catheterization)	• 환자 스스로 배뇨할 수 있을 때까지 장기간 유치 • 요도 폐쇄 방지 • 중환자의 소변량 측정 • 계속적 또는 지속적인 방광 세척

2 배변

① 배출관장

구분	내용
고장액(Hypertonic)	120 ~ 250ml
저장액(Hypotonic)	수돗물 500ml ~ 1L
등장액(Isotonic)	생리식염수 500ml ~ 1L
비눗물 용액	5000ml ~ 1L(물1L당 3 ~ 5g 비누)

② **정체관장** : 직장과 S자 결장에 오일이나 약물을 주입하고 장에서 장시간 보유시키게 하여 대변배출 촉진

구분	내용
투약 관장	Kayexalate(고칼륨혈증시), Neomycin(장수술 전후 세균감소)
오일정체 관장	글리세린, 광물성기름
영양 관장	포도당
수렴 관장	생리식염수

③ **구풍관장** : 장내 가스가 배출되는 것을 촉진, 복부팽만 제거

10 안전 · 안위

1 안전

① 낙상 ★
  ㉠ 위험 요인 : 65세 이상, 보행 장애 및 균형감각 장애, 진정제 및 수면제 복용
  ㉡ 예방
    • 침대 Side Rail 올리기
    • 미끄럼 방지 슬리퍼 착용 및 바닥 물기 제거
    • 적절한 조명을 설치하여 바닥을 밝힘, 야간등 사용
    • 잠자기 전 화장실 다녀오도록 격려

② 억제대
  ㉠ 환자의 신체 움직임을 제한하여 환자 자신이나 타인의 손상을 예방하기 위해 적용
  ㉡ 주의사항
    • 환자의 움직임은 가능한 범위 내에서 최대로 허용
    • 맥박 측정 및 피부색, 억제된 부위 감각 확인하여 혈액 공급 및 순환상태 확인
    • 손가락 한 개 들어갈 정도의 여유
    • 2시간마다 30분씩 억제대를 풀어서 순환 유지
    • 관절 부위는 고정하지 않도록 하고 피부 손상 예방 위해 뼈 돌출부위에는 적용하지 않음

2 안위

통증사정도구 : NRS(Numeric Rating Scale) 측정, VAS(Visual Analogue Scale) 측정, FPRS(Faces Pain Rating Scale) 측정, FLACC(Face Leg Activity Cry Consolability Scale) 측정

11 수술 주기 간호

1 수술 전 간호 ⭐

① 수술 후 부동자세, 진정제 투여, 마취 등으로 인해 폐환기 감소로 무기폐(Atelectasis) 발생 및 기도 분비물 축적으로 기관지염 및 폐렴 발생 가능성 설명

② 심호흡은 호흡수를 줄여주고 최대 흡기량을 일정하게 유지시키며 폐용적 증가

③ **무기폐 예방** : Mouthpiece에 입술을 붙이고 숨을 크게 들이마시고 3 ~ 5초 참게 함

④ **기침과 지지**
- ㉠ 환부를 지지해 기침과 심호흡을 시행
- ㉡ 눈이나 탈장 수술 시 기침으로 인한 압력으로 수술부위 손상을 가져오므로 금기

⑤ **하지운동**
- ㉠ 수술 후 부동은 혈류를 느리게 하며 혈전생성 위험성을 증가시킴
- ㉡ 하지 근육을 긴장 및 이완시킬 수 있도록 등척성 운동 격려
- ㉢ 하지 정맥귀환량을 증진시키기 위해 수술 전 항혈전 스타킹 착용

⑥ 조기이상과 관절가동범위 운동 시행

2 수술 중 간호중재

① **감염예방**
- ㉠ 수술실 간호사는 무균술 숙지 및 무균상태 유지
- ㉡ 정확한 무균술로 물건 옮기기, 멸균상태 확인 및 정확하게 표시
- ㉢ 수술복 착용, 스크럽, 가운 착용 등

② **수술부위 오류 방지**
- ㉠ 지워지지 않는 펜으로 수술부위 표시
- ㉡ 타임아웃(Time Out)시행 : 수술 전 정확한 대상자, 정확한 수술, 정확한 부위, 정확한 체위, 약물 등을 의료진이 서로 상호작용하여 확인

③ **간호기록** : 수술기록지에 수술 정보를 기록

④ **이물질 잔류 방지** : 수술 계수(거즈, 바늘, 수술기구 등)이 체내에 남지 않도록 확인

⑤ 실혈량 측정
  ㉠ 대상자의 실혈량을 추정치로 계산
  ㉡ 수술 중 흡입기, 상처배액, 흉관, 세척액 등 계산
⑥ 라텍스 알레르기 확인 : 라텍스 민감성을 수술 전 확인

3 수술 후 간호중재 ⭐

① 심호흡, 사지 움직임을 격려하여 마취제의 배출 증진
② 마취에서 깨면서 혼돈이 나타날 수 있으므로 침상난간을 올리며 관찰
③ 척수마취 환자는 뇌척수액 유출로 두통이 발생할 수 있으므로 두통 시 수분섭취 증가, 머리를 편평하게 눕힘
④ 수술 직후 인두반사 회복 시까지 머리를 비스듬히 옆으로 한 자세나 측위를 취함
⑤ 효율적 기침, 분비물 제거, 산소요법, 호흡운동 격려
⑥ 매 15분마다 활력징후를 평가하여 순환기능 장애 확인
⑦ 수술 후 부정맥, 고혈압, 저혈압이 생기는지 관찰
⑧ 수술부위 배액량과 출혈이 증가되지 않는지 사정
⑨ 수술 직후 2시간 내에 오심, 구토 발생하기 쉬우므로 필요시 시원한 수건과 얼음 제공

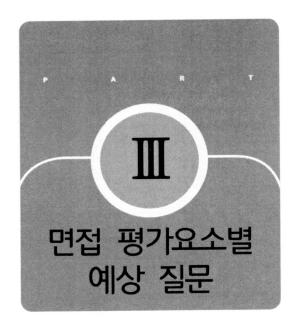

P A R T

III

면접 평가요소별
예상 질문

3차 최종 면접은 해당 직무수행에 필요한 능력 및 적격성을 5가지 요소로 평가한다. 평가요소는 전문지식과 그 응용력, 의사발표의 정확성과 논리성, 예의·품행 및 성실성, 창의력·의지력·발전가능성, 의료인으로서의 정신자세이다. 각 요소별에 한국원자력의학원 인재로 적합하도록 답변을 준비하는 것이 필요하다.

1. 전문지식과 그 응용력

운동성 실어증 종류에는 무엇이 있습니까?

운동성 실어증은 대뇌의 손상에 의한 언어장애로, 증상에 따른 종류와 원인을 설명하도록 한다.

수혈 시 주의해야 하는 증상은 무엇입니까?

수혈의 목적에 대해 분명하게 알고 있어야 하며, 수혈 시 주의사항과 더불어 수혈 반응 시 간호도 함께 설명하도록 한다.

수술실 간호사의 역할은 무엇입니까?

소독 간호사와 순환 간호사의 역할 구분을 명확히 하여 설명하도록 한다.

혈액형 검사와 PT가 말하는 혈액형이 다른 경우 PT에게 어떻게 고지하겠습니까?

치료적 의사소통의 기술 중 정보제공하기(Providing Information)를 사용하여 대상자가 원하거나 필요한 경우 정보를 제공하고 전문 지식을 알려주도록 한다.

혈액 수혈을 잘못한 경우 어떻게 하겠습니까?

즉시 수혈을 중단하고 생리식염수로 대치하여 정맥주입로를 확보하며, 수술 종료 후 호흡곤란 등의 위해가 발생할 시 인공호흡기 치료를 한다.

투약 시 6R(혹은 7R)에 대해 알고 있습니까?

정확한 대상자(The right Client), 정확한 약물(The right Drug), 정확한 용량(The right Dose), 정확한 경로(The right Route), 정확한 시간(The right Time), 정확한 기록(The right Documentation) + 정확한 교육(The right Teaching)

역격리에 대해 알고 있습니까?

면역력이 약한 환자를 외부 균으로부터 보호하는 것으로 대상과 더불어 간호에 대해 설명하도록 한다.

편마비가 온 PT가 화장실을 가려고 할 때 어떻게 보조하겠습니까?

마비측 혹은 건측을 밑으로 하여 일어나기를 보조한다. 일반 변기로 옮겨 앉는 방법과 환자용 변기를 사용하는 경우를 설명하도록 한다.

2. 의사발표의 정확성과 논리성

장기기증에 대해 본인의 생각을 말해보세요

장기기증은 질병과 사고 등의 이유로 기능을 소실한 환자들의 유일한 치료 방법이다. 현재 우리나라는 대기자만 약 3만 4천 명에 달하나 기증자는 약 600여 명에 그쳐 수입에 의존하고 있다.

범죄자가 응급실에 실려 왔을 경우 어떻게 하겠습니까?

의료윤리와 개인의 가치관에 마찰이 생겨 회의감이 들 수 있으나, 환자의 배경은 의료인과 관련이 없어야 한다.

낙태에 대해 어떻게 생각합니까?

낙태 시 여성만 책임을 지는 것은 평등하지 못하다는 찬성 측 입장과 최소한의 도덕을 규정해야 하며 출산율을 고려해야 한다는 반대 측 입장이 대립하고 있다.

최근 코로나19로 인한 병동 근무 시간 초과에 대해 어떻게 생각합니까?

자신의 의견을 솔직하게 제시하되, 가치관의 건전성을 의심받을 수 있는 답변은 주의한다.

수술실 CCTV 설치 의무화에 대해 어떻게 생각합니까?

의료사고를 예방하기 위해 설치가 필요하다는 찬성 측 입장과 환자와 의료진 모두의 사생활 침해라는 반대 측 의견이 대립하고 있다.

간호 · 간병통합서비스 확대에 대한 입장을 말해보세요.

환자의 보호자나 간병인 없이 간호사와 간호보조인력들이 24시간 환자를 간호하는 제도를 말한다. 개인적으로 간병인을 두기 어려운 환자들을 위해 도입된 제도이며 입원 서비스의 질을 높여 환자들의 만족도는 올라갔으나, 간호사들은 감정노동의 스트레스로 근무환경 개선방안이 필요하다.

미디어 매체에서 간호사를 소비하는 방식에 대해 어떻게 생각합니까?

미디어 매체에서 간호사를 선정적인 이미지로 소비하는 것은 이미 사회에 만연한 간호사 성적 대상화 풍조를 드러낸다. 이는 미디어 매체가 사회적 영향력을 감안하여 사회적 책임을 느껴야 할 것임을 피력한다.

PA에 대한 견해와 해결방안을 말해보세요.

의사 파업 당시 PA(Physician Assistant)나 전문간호사가 의사의 일부 진료 업무를 대행했으나, 불법 행위로 내몰려 사회적 문제로 불거지기도 했다. 2015년 전공의의 주당 최대 수련시간을 제한하면서 전공의 업무 일부를 PA가 맡게 되었다. 반면 전문 간호사는 전문성과 자율성을 살려 환자에게 질 높은 서비스를 제공하지만, 업무 범위가 구체화되지 않아 일부는 불법 의료행위로 간주되고 있다.

3. 예의 · 품행 및 성실성

개인적으로 힘들었던 시기가 있습니까?

노력에 비해 결과가 나오지 않았을 경우 등 극복할 수 있는 사례를 들며, 극복한 방법도 함께 준비하는 것이 좋다.

직업 특성상 자신보다 어린 선배가 존재할 텐데, 어떻게 생활하겠습니까?

나이를 내세우기보다 선배의 경력과 능력을 먼저 생각하며 조직에 융화할 수 있는 방안을 준비하는 것이 좋다.

1분 동안 자기소개 해보세요.

면접의 기본 질문으로, 제출한 자기소개서를 바탕으로 본인의 지원동기와 자신의 가치관을 담도록 한다. 이때, 너무 장황하게 답변하기보다 자신의 장점을 부각시켜 답변하도록 한다.

어떤 아르바이트를 경험이 있습니까?

여러 경험을 해본 것은 좋으나 너무 많은 경우 참을성이 없어보이므로 주의하여 답변하고, 아르바이트를 통해 자신에게 도움이 되었던 점을 밝히는 것이 좋다.

면접 장소에는 언제 도착하였습니까?

평소 태도 및 계획성을 알 수 있는 질문으로 일찍 도착하여 준비했다는 것을 가볍게 언급하는 것이 좋다.

배려는 무엇이라고 생각합니까?

가치관이 드러나는 질문으로, 자신이 생각하는 배려의 정의와 최근에 본인이 배려한 경험을 함께 답변하는 것이 좋다.

간호사는 언제부터 꿈꿔왔습니까?

자신의 소신과 간호사를 선택한 이유를 함께 적용하여 답변하는 것이 좋다.

평소 생활신조는 무엇입니까?

생활신조보다 그를 통해 어떤 영향을 얼마나 받았으며 자신의 삶에 어떻게 적용하고 있는지 답변하도록 한다.

최근 6개월 내에 봉사활동 경험이 있습니까? (봉사활동에 대해 어떻게 생각합니까?)

반드시 크고 대단한 봉사일 필요는 없다. 자신이 생각하는 봉사와 자신의 경험, 그리고 느낀 점을 답변하도록 한다.

자신이 가장 인내했던 일은 무엇입니까?

태도와 성품을 알 수 있는 질문으로, 경험과 함께 자신에게 미친 영향까지 답변하는 것이 좋다.

4. 창의력 · 의지력 · 발전가능성

실습 중 배우지 말아야 했던 간호사와 만난 경험이 있었습니까?

선배 간호사의 험담보다는 자신은 어떤 자세로 임할지에 대해 답변하도록 한다.

환자와 간호사가 서로 의견이 충돌될 때에 어떻게 대처하겠습니까?

환자의 이야기를 충분히 듣고 공감과 수용, 의견 피드백 등을 통해 환자에게 이로운 선택이 되도록 진행하여야 한다.

자신의 영어능력을 어떻게 활용하겠습니까?

단순히 외국인 환자를 응대하겠다는 답변보다는 자신이 가진 영어능력으로 전문지식을 보충하는 등 자기개발에 힘쓰겠다는 방향이 좋다.

한국원자력의학원의 비전에 대해 알고 있습니까?

병원 정보는 미리 숙지하며, 자신의 가치관과 합치하여 지원하였음을 언급하는 것이 좋다.

환자가 소리를 지르고 행패를 부린다면 어떻게 대처하겠습니까?

위기대처 능력을 알 수 있는 질문이다. 환자에게 설득과 화유를 통해 유연하게 대처할 것임을 보여준다.

자신을 동물에 비유한다면 어떤 동물입니까?

게으르거나 개인 성향이 강한 동물보다는 무리 생활을 하며 긍정적인 이미지를 가진 동물에 비유하는 것이 좋다.

오프 날 무엇을 하며 시간을 보내겠습니까?

시간을 어떻게 관리하는지, 외향형인지 내향형인지 알 수 있는 질문이다. 오프 날에 지인을 만난다는 답변도 좋지만 그로인해 다음날 업무에 지장이 있을 것 같다는 인상을 남기지 않도록 주의한다.

스트레스를 해소하는 자신만의 방법은?

환자 또는 선후배 관계 등 다양한 스트레스 요인이 존재한다. 빈번하고 피할 수 없는 스트레스를 건강하고 바람직하게 해소할 수 있도록 한다.

선배 간호사와의 의견이 충돌하였을 때 어떻게 대처하겠습니까?

선배 간호사의 의견과 자신의 역할 및 임무를 파악하고 자신의 의견을 다시 한 번 검토해 본다는 정도가 적절하다.

첫 월급은 어떻게 사용하겠습니까?

자세한 금액을 밝힐 필요는 없다. 경제적 관념을 유추할 수 있으며 대인관계와 소비 취향까지 파악할 수 있다. 부모님이나 고마운 지인, 자기개발에 투자하겠다고 답변하는 것이 좋다.

5. 의료인으로서의 정신자세

어떤 마음가짐으로 입사하겠습니까?

의료윤리에 부합하는 마음가짐으로 임하겠다는 답변이 좋다.

간호사에게 필요한 역량은 무엇입니까?

한국간호사 윤리강령 가운데 자신이 중요하게 생각하는 윤리의식과 이유를 함께 제시하도록 한다.

간호사의 역할 중 가장 중요하다고 생각하는 역할은 무엇입니까?

의료 업무뿐만 아니라 병원 행정의 전반을 파악하고 기획, 실행하는 등 간호사의 역할은 다양하다. 한 가지 역할만을 언급하기보다 전반적인 간호 업무를 언급하고 그 중 자신이 중요하게 생각하는 역할과 이유를 제시하는 것이 좋다.

의사의 처방이 잘못되었을 때 어떻게 대처하겠습니까?

간호사 윤리강령에 따라 안전한 간호를 위해 다시 한 번 확인할 것을 요청한다는 답변이 좋다.

자신이 생각하는 바람직한 간호사는 어떤 모습입니까?

자신의 경험과 함께 본받고 싶은 간호사의 모습을 제시하도록 한다.

간호를 어떻게 정의하고 있습니까?

사전적 정의로는 대학의 간호학과를 졸업하고 전문적인 지식과 실무 능력으로 면허를 취득한 의료인이나, 개인적인 견해를 담아 답변하도록 한다.

나이팅게일 선서에 대한 자신의 생각은?

나이팅게일 선서에 대해 개인적으로 느낀 점(나이팅게일이 전하는 정신, 나의 마음가짐 등)을 함께 제시하는 것이 좋다.

간호 업무의 적성과 보수 중 어느 것이 더 중요하다고 생각합니까?

간호사는 특히 소명을 가지고 하는 업무인 만큼 자질과 적성이 중요하다. 적절한 보수가 동기부여가 될 수 있지만 업무 만족도가 우선시 되어야 한다.

친절한 간호는 무엇이라고 생각합니까?

환자의 상태와 입장을 고려하고 적절한 간호중재를 취하는 등 자신의 경험과 견해를 함께 제시하도록 한다.

간호사가 다른 직업과 차별화 되는 가치는 무엇이라고 생각합니까?

국가와 인류사회에 공헌하는 숭고한 사명으로 행하는 직업임을 자신의 견해를 함께 제시하도록 한다.

면접 예행연습

Q 간호사의 역할 중 가장 중요하다고 생각하는 역할은 무엇입니까?

Keyword   #   #   #

Q 최근 코로나19로 인한 병동 근무 시간 초과에 대해 어떻게 생각합니까?

Keyword   #   #   #

서원각 goseowon.com
소정에듀 sojungedu.co.kr